瘫痪患者
康复护理手册

主 编 王 军

副主编 钱 瑜 纪媛媛

编 者（以姓氏笔画为序）

于志伟 马春梅 王 军 王 娜

王子佳 刘云云 刘东辉 关 欣

纪媛媛 李 欣 李 曼 李 巍

张和艳 张晓蕾 赵 迎 赵志红

俞 洁 钱 瑜 魏丽丽

北 京

内 容 简 介

　　瘫痪给患者及其家庭生活带来的困扰非常之大。本书由首都医科大学宣武医院护理专家编写,有效帮助瘫痪患者。本书阐述了瘫痪后可能进一步发生的健康问题及对策,详细讲解了居家护理的实用知识,如助行器、矫形器、轮椅的应用,进食、更衣、个人卫生、写字等日常生活辅助器具的应用,肢体摆放、肢体功能训练、各种体位转换、各种翻身的步骤,呼吸、有效咳嗽、手法叩背、坐位、站立、活动能力训练,膀胱再训练、肠道康复训练、便秘防治体操、弹力袜的穿戴等。本书还介绍了中医传统康复疗法,讲解了瘫痪患者积极生活、调整应对、健身、就业、婚姻、生育等方面的实用知识。

　　本书是瘫痪患者及家属的日常生活指导用书,也是基层护理人员的必读参考书。

图书在版编目 (CIP) 数据

瘫痪患者康复护理手册 / 王军主编 .—北京:科学出版社,2019.6
ISBN 978-7-03-061127-7

Ⅰ. ①瘫… Ⅱ. ①王 Ⅲ. ①瘫痪—康复—手册 Ⅳ. ① R742.309-62

中国版本图书馆 CIP 数据核字(2019)第 082542 号

责任编辑:于 哲 / 责任校对:郭瑞芝
责任印制:赵 博 / 封面设计:龙 岩

科 学 出 版 社出版
北京东黄城根北街 16 号
邮政编码:100717
http://www.sciencep.com

北京中科印刷有限公司印刷
科学出版社发行 各地新华书店经销

*

2019 年 6 月第 一 版 开本:880×1230 1/32
2019 年 6 月第一次印刷 印张:5 1/8
字数:147 000
定价:45.00 元
(如有印装质量问题,我社负责调换)

序

随着医学模式的转变、健康观念的更新、疾病谱的变化以及卫生保健体制的改革，人们对生活质量的改善和提高有了越来越多的需求，而瘫痪会给患者及家属生理、心理上带来巨大影响，并可导致多种并发症。引起瘫痪的疾病有很多，例如高发的脑血管病。据《2018中国脑卒中防治报告》指出，2017年约196万人死于脑卒中，约占全国总死亡人数的20%，同时存活者中约70%的患者遗留有肢体功能障碍、瘫痪、精神疾病等严重并发症。

康复治疗对于很多患者至关重要，它虽不能改变疾病本身带来的损害，却可以通过锻炼增强肢体功能，让患者恢复自信，从而尽量摆脱疾病影响，提高生活质量，甚至重返社会。为此，肢体瘫痪的患者要有努力康复的意识，学习或者重新适应新的生活方式。

本书从导致瘫痪的疾病分类入手，从瘫痪引起的并发症、瘫痪患者及家属居家、日常生活中的常见问题等多个方面进行分析阐述，并运用大量插图以生动形象的表达方式解答这些问题。

与传统专业的书籍相比，本书在严谨、科学地阐述问题的同时更加直观、形象，内容易懂、易学、易记。本书旨在让长期受病痛折磨的患者及家属了解瘫痪的相关知识，从而在预防、治疗、护理、康复过程中少走弯路、有的放矢。

希望本书能给予瘫痪患者和家属一些帮助，使他们能够重拾双腿，循序渐进"站"起来。

首都医科大学宣武医院

前护理部主任

杨 萃

前　言

首都医科大学宣武医院为三级甲等综合性医院，以神经科学、老年科学为特色，拥有丰富的神经内科、神经外科病源。神经内科、神经外科的各种疾病，包括颅脑损伤、脊髓损伤、脊髓肿瘤、吉兰-巴雷综合征、脑卒中、动静脉畸形、蛋白质营养不良、脊髓炎等均可导致患者瘫痪。

瘫痪严重影响了患者的生活自理能力和参与社会活动的能力，患者在生活中常常需要别人照顾，无法回归到正常的社会生活。不仅患者痛苦，家庭和社会的负担也十分沉重。相对于神经内科、神经外科疾病的急性期，治疗后处于恢复期的瘫痪患者生存期较长，随着生活水平的提高，人们对生活质量的要求也在提高，因此对居家护理与康复的需求较为迫切。

本书共分五章，包括导致瘫痪的疾病分类、潜在健康问题及护理、居家护理、中国传统康复疗法、积极生活五大方面，通过简单易懂的文字和插图，形象而系统地介绍疾病导致瘫痪后可能出现的一系列并发症的预防与护理，以及居家生活康复练习方法与注意事项，并从人文角度出发教导患者积极面对生活，并能参与到社会活动中来。

真诚希望本书能给瘫痪患者早期康复提供帮助，从而造福患者本人，提高患者的生活质量。由于作者水平有限，书中难免存在疏漏之处，敬请读者批评指正，以便今后修订，使之更趋完善！

首都医科大学宣武医院

护理部副主任

神经外科护士长

王 军

目　录

第一章

导致瘫痪的疾病分类

第一节　脑卒中

一、概述

脑卒中（cerebral stroke）又称"中风""脑血管意外"（cerebral vascular accident，CVA），是一种急性脑血管疾病，常由脑血管破裂或阻塞引起，多以偏瘫形式出现，俗称半身不遂。

脑卒中分为缺血性脑卒中和出血性脑卒中。缺血性脑卒中是由于动脉硬化或血栓阻塞血管而使脑的血液供应中断；出血性脑卒中是由于血管破裂，正常血流中断，血液渗入大脑并破坏脑组织。

缺血性脑卒中的发病率高于出血性脑卒中，占脑卒中发病总数的60%～70%。颈内动脉和椎动脉闭塞及狭窄可引起缺血性脑卒中，年龄多在40岁以上，男性较女性多见，严重者可引起死亡。出血性脑卒中的死亡率较高。脑卒中具有发病率高、死亡率高和致残率高的特点。

二、临床表现

1.中枢性瘫痪　又称上运动神经元性瘫痪，或称痉挛性瘫痪、硬瘫，是由于大脑皮质运动区锥体细胞及其发出的神经纤维——锥体束受损而产生。由于上运动神经元受损，失去了对下运动神经元的抑制调控作用，使脊髓的反射功能"释放"，产生随意运动减弱或消失，临床上主要表现为肌张力增高，腱反射亢进，出现病理反射，呈痉挛性瘫痪。

2.麻木　患侧肢体，尤其是肢体的末端，如手指或脚趾，或偏瘫侧的面颊部皮肤有蚁行感觉，或有针刺感，或表现为刺激反应迟钝。麻木常与天气变化有关，天气急剧转变、潮湿闷热，或下雨前后，天气寒冷等情况下，麻木感觉尤其明显。

3.嘴歪眼斜　一侧眼袋以下的面肌瘫痪，表现为鼻唇沟变浅，口角下垂，露齿。鼓颊和吹哨时，口角歪向健侧，流口水，说话时更为明显。

4.周围性瘫痪　又称下运动神经元性瘫痪，或称弛缓性瘫痪、软瘫，是因脊髓前角细胞和脑干运动神经核，以及其发出的神经纤维——脊髓前根、脊神经、脑神经受损产生的瘫痪。由于下运动神经元受损，使其支配的肌肉得不到应有的冲动兴奋，临床表现为肌张力降低，反射减弱或消失，伴肌肉萎缩，但无病理反射。

三、治疗

1.缺血性脑卒中　目前的主要治疗有改善脑循环、脑保护、减轻脑水肿、降低颅内压、稀释血液、溶栓、抗凝、支持疗法及对症处理等。

2.出血性脑卒中

（1）血肿小而无明显颅内高压的患者，可行内科保守治疗。

（2）伴发脑水肿、颅内高压的患者，须行积极而合理的脱水治疗。

（3）对血肿大、中线结构移位明显者，须及时行手术治疗。

第二节　颅脑损伤

一、概述

颅脑损伤（head injury）是指因暴力作用于头颅而引起的损伤，包括头部软组织损伤、颅骨骨折和脑损伤。其中脑损伤后果严重，应特别警惕。常见原因有交通事故、高处坠落、暴力伤害和突发自然灾害等。在中国，每年有超过130万人因交通事故导致意外伤害。根据损伤部位，颅脑损伤可分为颅伤和脑伤两个部分，两者又分为开放性和闭合性损伤。脑损伤依据硬脑膜是否完整，分为开放性颅脑损伤和闭合性颅脑损伤。

颅脑损伤常引起不同程度的永久性功能障碍，这主要取决于损害是在脑组织的某个特定区域（局灶性）还是广泛性的损害（弥散性）。不同区域的脑损害可引起不同的症状，局灶性症状包括运动、感觉、言语、视觉、听觉异常等症状；弥散性脑损害常影响记忆、睡眠或导致意识模糊和昏迷。

二、临床表现

1.意识障碍 是颅脑损伤常见的临床表现。因损伤的部位、轻重程度不同，意识障碍可有多种表现。意识障碍程度与颅脑损伤轻重相一致。

2.头痛、呕吐 头皮挫裂伤及颅骨骨折可有伤处局部疼痛。若头部呈持续性胀痛，多为颅内压增高所致，可见于颅内血肿、脑挫裂伤伴继发性水肿，多伴有喷射性呕吐。此外，头痛还可见于蛛网膜下腔出血和脑血管病变。头伤后呕吐也是常见症状之一，早期的呕吐多因迷走或前庭神经等结构受损而致；后期频繁呕吐，则可能是因颅内压进行性增高引起。故凡属头部外伤后头痛、呕吐不断加剧者，应警惕颅内血肿。

3.眼部征象 第Ⅱ～Ⅵ对脑神经都与眼部功能有关，故眼部的症状和体征对头伤患者的伤情判断及预后估计均有重要意义。特别是当患者处于昏迷状态时，眼部体征更是能够客观反映病情的可靠征象。

（1）瞳孔：多一大一小，或对光反应差等。观察变化对于病情和预后的估计具有较高价值。

（2）眼球的位置和运动：同向凝视或运动受限等。

（3）眼底改变：颅脑损伤患者早期多有眼底改变，偶可见眼底视盘水肿及火焰状出血，可见于严重额颞部脑挫裂伤、颅前窝骨折及颅内血肿形成、出血等。有颅内压增高时，患者可伴有视盘水肿或视神经萎缩。

4.生命体征 体温、呼吸、脉搏、血压、心率可以反映颅脑损伤的程度。生命体征正常或变化轻微多表示伤情平稳、较轻；生命体征波动较大多提示病情危重，急需处理。但长期昏迷的患者，生命体征可保持平稳。生命体征的变化有助于鉴别颅脑损伤的类型。若伤后呼吸、脉搏、血压的暂时性紊乱时间延长，且无恢复的迹象，则常表明脑干有较严重的损伤；若伤后生命体征已恢复正常，但随后又再次出现血压升高，脉压差加大、呼吸和脉搏变慢等改变时，即说明有进行性颅内压增高，常暗示颅内有继发血肿；若头伤患者早期出现休克，除婴幼儿外，均应考虑身体其他部分合并有创伤性出血。

5.神经系统局灶症状和体征

（1）额叶伤综合征：主要表现为随意运动、言语及精神活动方面的障碍。中央沟前运动区受累可出现对侧面、肢体中枢性瘫痪；额中回后部受刺激则出现双眼对侧斜视，受损出现同侧斜视及书写不能；额下回后部受损可出现运动性失语。另可有额叶性共济运动失调，智能低下，计算力、记忆力差，情感、个性改变。

（2）颞叶伤综合征：颞上回后部受损出现感觉性失语，颞中回、下回受损可出现命名性失语。患者尚可出现颞叶癫痫。

（3）顶叶伤综合征：中央沟后躯体感觉中枢受损可出现对侧躯体麻木、感觉减退。缘上回、角回区域受累可出现运用不能、认识不能、失读等表现。

（4）枕叶伤综合征：一侧视觉中枢受损可出现对侧同向偏盲，两侧受损可出现全皮质盲。有时可引起以视幻觉为先兆的癫痫发作。

（5）内囊和基底节损伤：内囊损伤可出现对侧的三偏综合征，即偏瘫、偏身感觉障碍和偏盲。基底节损伤时，对侧肢体尚出现锥体外系运动障碍、震颤、肌张力失调。

（6）下丘脑损伤：可出现内分泌、代谢、体温调节、摄食、内脏活动等功能障碍，出现昏迷、尿崩、高糖、水盐代谢紊乱、高热、肥胖或消瘦、应激性溃疡等表现。另可出现神经源性肺水肿。

（7）脑干损伤：可有昏迷、去大脑强直、瞳孔、眼球运动的改变。另可有明显的生命体征变化、交叉性瘫痪等。

（8）小脑损伤：主要表现为同侧共济失调、肌张力下降、眼球震颤。

（9）脑神经损伤：损伤后出现脑神经麻痹症状。

三、治疗

治疗重点是处理继发性脑损伤（颅内血肿和脑水肿），着重于脑疝的预防和早期发现，特别是颅内血肿的早期发现及处理。

第三节　脊髓损伤

一、概述

脊髓损伤（spinal cord injury）是一种较常见的可导致严重残疾的疾病，是由于不同原因引起的脊髓损害，造成损伤水平以下脊髓功能的暂时性或永久性减弱或丧失，导致患者的运动功能、感觉功能及二便功能丧失，并可产生其他并发症。根据损伤平面的不同，高位颈段完全性脊髓损伤可造成四肢瘫，而胸腰段完全性脊髓损伤只造成双下肢瘫。

和平时期的脊髓损伤多见于砸伤、摔伤、跌落伤、交通事故和运动性损伤等，绝大多数为闭合性损伤。

二、临床表现

1.感觉障碍　损伤平面以下的痛觉、温度觉、触觉及本体觉减弱或消失。

2.运动障碍　脊髓休克期，脊髓损伤节段以下表现为软瘫，反射消失，休克期过后若是脊髓横断伤则出现上运动神经元性瘫痪，肌张力增高，腱反射亢进，出现髌阵挛、踝阵挛及病理反射。

3.括约肌功能障碍　脊髓休克期表现为尿潴留，是膀胱逼尿肌麻痹形成无张力性膀胱所致。休克期过后，若脊髓损伤在骶髓平面以上，可形成自动反射膀胱，残余尿<100ml，但不能随意排尿；若脊髓损伤平面在圆锥部骶髓或骶神经根损伤，则出现尿失禁。膀胱的排空须通过增加腹压（用手挤压腹部）或通过导尿管排空尿液，大便也同样出现便秘和失禁。

4.不完全性脊髓损伤　损伤平面远侧脊髓运动或感觉仍有部分保存时称之为不完全性脊髓损伤，临床上有以下几型：

（1）脊髓前部损伤：表现为损伤平面以下的自主运动和痛觉消失，由于脊髓后部无损伤，患者的触觉、位置觉、振动觉、运动觉和深压觉完好。

（2）脊髓中央性损伤：在颈髓损伤时多见，表现为上肢运动丧失，但下肢运动功能存在或上肢运动功能丧失明显比下肢严重，损伤平面的腱反射消失而损伤平面以下的腱反射亢进。

（3）脊髓半侧损伤综合征（Brown–Sequards syndrome）：表现为损伤平面以下的对侧痛、温觉消失，同侧的运动功能、位置觉、运动觉和两点辨别觉丧失。

（4）脊髓后部损伤：表现为损伤平面以下的深感觉、深压觉、位置觉丧失，而痛、温觉和运动功能完全正常。多见于椎板骨折。

三、治疗

1.非手术治疗

（1）固定和制动：防止脊髓再损伤，一般采用枕颌带牵引或持续颅骨牵引。

（2）保持气道通畅和有效通气：必要时做气管插管、切开或机械辅助呼吸；建立静脉通路，遵医嘱输液或输血，保持有效循环血量。

（3）减轻脊髓水肿和继发性损害：如激素治疗、高压氧治疗。

2.手术治疗　目的是尽早解除对脊髓的压迫和稳定脊柱，减少并发症。手术的途径和方式视骨折的类型及致压物的部位而定。

第四节　肌萎缩侧索硬化

一、概述

肌萎缩侧索硬化（amyotrophic lateral sclerosis，ALS）俗称"渐冻人症"，是一种可累及上运动神经元（大脑、脑干、脊髓）或下运动神经元（脑神经核、脊髓前角细胞）及其支配的躯干、四肢和头面部肌肉的慢性进行性变性疾病，也叫运动神经元病（MND），法国又叫夏科（Charcot）病，而美国也称卢伽雷（Lou Gehrig）病。我国通常将肌萎缩侧索硬化和运动神经元病混用。多于30～50岁发病，以上肢周围性瘫痪，下肢中枢性瘫痪，上下运动神经元混合性、对称性损害为特点。

二、临床表现

（1）40岁以上的中老年多发，男女之比约为3：2，缓慢起病，进行性发展。

（2）以上肢周围性瘫痪、下肢中枢性瘫痪、上下运动神经元混合性损害的症状并存为特点。

（3）延髓麻痹症状，后组脑神经受损则出现构音不清，吞咽困难，饮水呛咳等。

（4）多无感觉障碍。

（5）脑神经：除延髓麻痹外，可有舌肌萎缩、舌肌纤颤、强哭强笑、情绪不稳等。上肢多见远端为主的肌肉萎缩，以大小鱼际肌、骨间肌为著，同时伴有肌束颤动，感觉正常。双下肢呈痉挛性瘫痪，肌张力增高，腱反射亢进，双侧病理反射阳性。呼吸肌受累则出现呼吸困难。

三、治疗

本病为先天性疾病，病因不明，无有效疗法，以对症治疗为主。应尽早做出诊断和鉴别诊断，给予神经保护和支持治疗，如利鲁唑片（力如太）及其他药物；坚持定期随访。

第五节　动静脉畸形

一、概述

动静脉畸形（arteriovenous malformation，AVM）是一种先天性脑血管病，主要是由于脑的部分动脉与静脉之间缺乏毛细血管，使部分脑动脉与脑静脉直接相通形成脑动静脉瘘性畸形，导致脑血流动力学上的紊乱。

二、临床表现

脑动静脉畸形的主要症状是出血、癫痫和头痛及其他局灶性神经功能障碍，可单独存在，也可合并发生。

1. 脑出血　脑动静脉畸形患者中65%有出血症状，所有出血患者中按出血人数的多少依次为脑实质出血、蛛网膜下腔出血、脑室出血或这些部位的混合性出血。一般认为深静脉引流、单支静脉引流、引流静脉狭窄是造成动静脉畸形出血的主要因素。

2.癫痫　癫痫为脑动静脉畸形的第二大临床表现，占患者的29%，主要危险因素有动静脉畸形的大小、位置和类型，以及出血的频率和程度。

3.头痛　脑动静脉畸形出血后患者多伴有头痛。疼痛部位多位于病灶一侧，也可在病灶的对侧出现。

4.其他神经系统症状　动静脉畸形以局灶神经功能缺失多见，与病变部位有关，可引起进行性偏瘫、智力障碍、眼球突出、复视等症状。

三、治疗

脑动静脉畸形主要的危害是出血和盗血，两者均可导致严重后果。治疗的目的是消除病灶，制止出血，改善脑血液循环。因此，治疗应包括对症处理和病因治疗，以绝后患。

1.对症处理

（1）调剂日常生活，避免剧烈运动和情绪波动，禁烟、酒，保持大便通畅，改善睡眠状态，适当控制血压。

（2）如癫痫患者可根据发作类型选择抗癫痫药物。对全身性和局限性发作，首选苯妥英钠、苯巴比妥钠或扑米酮；对精神运动性发作，可选用苯妥英钠、卡马西平、氯硝西泮或扑米酮、丙戊酸钠；对失神小发作，可选用乙琥胺、丙戊酸钠、氯硝西泮、双酮类等。

2.病因治疗　包括手术切除、血管内栓塞治疗、放射治疗等。

第六节　脊髓肿瘤

一、概述

脊髓肿瘤（spinal cord tumor）是指生长在椎管内的各种组织如脊髓、脊膜、神经根、血管和脂肪组织的原发性或继发性肿瘤，是造成脊髓压迫症的常见原因之一，包括起源于椎管内不同组织如脊髓、神经根、脊膜或椎骨的各种瘤样病变。

二、临床表现

脊髓肿瘤根据发生部位可分为髓外肿瘤、硬脊膜内髓外肿瘤和髓内肿瘤。

1.髓外肿瘤　早期症状通常是由神经根受压所引起：疼痛与感觉异常，继以感觉丧失，肌肉无力、萎缩，感觉与运动症状的范围都与受累神经根的支配区域相符。肿瘤进一步生长，脊髓受到压迫，产生进展性强直性肢体瘫痪，伴病变水平以下表皮浅感觉与本体深感觉的障碍。括约肌控制功能的丧失可导致大、小便潴留或失禁。根据肿瘤的定位与肿瘤的性质，脊髓的症状可轻、可重，而且往往是双侧不对称。肿瘤若压迫脊髓血管造成血管闭塞，则可引起脊髓软化，产生脊髓横断的症状。

2.硬脊膜内髓外肿瘤　例如神经鞘膜瘤，脊膜瘤产生的疼痛局限于一个节段，进而引起节段性肌肉无力，最后引起双下肢截瘫。

3.髓内肿瘤（胶质瘤和室管膜瘤）　髓内肿瘤往往延伸若干脊髓节段，临床表现与脊髓空洞症相似，可发生进展性双下肢轻瘫、感觉丧失及括约肌功能障碍。局限于一个节段的肿瘤在临床上可与髓外肿瘤很相似，但疼痛通常不显著，而括约肌功能障碍的症状出现得较早。

三、治疗

对于脊髓肿瘤，目前主要有手术治疗和放射治疗两种方法。如果没有特别的禁忌证，对确诊为脊髓肿瘤，特别是良性肿瘤的患者，均应给予手术治疗。放射治疗为非根治疗法，可作为手术治疗的一种辅助治疗。

第七节　多发性神经纤维瘤

一、概述

多发性神经纤维瘤（neurofibromatosis，NF）是源于神经嵴细胞分化异常而导致的多系统损害的常染色体显性遗传疾病，是外胚层和中胚层组织发生障碍所致，常累及神经、肌肉、骨骼、内脏和皮肤，是一种先天性发育不良疾病。本病主要是由于神经系统结缔组织增生所引起的各种肿瘤，包括错构瘤。其典型病理改变是由梭形细胞组成的神经纤维瘤，肿瘤成分主要是增生的神经胶质和施万细胞。最常见的肿瘤为听神经纤维瘤，且多为双侧，也可发生三叉神经纤维瘤、视神经胶质瘤、脑胶质瘤及多发性脑膜瘤等。椎管内肿瘤好发于脊神经根及马尾部。皮肤及皮下神经纤维瘤多位于真皮和侵入皮下，并累及结缔组织。

二、临床表现

1.皮肤肿瘤　即发生于皮肤及皮下的多发性皮肤神经纤维瘤或纤维性软瘤。大多数分布于躯干、四肢和面部，发生在舌黏膜者极为罕见。肿瘤为一圆顶状软结节，有蒂或无蒂，表面光滑，皮肤完好，颜色为正常肤色或淡红色、粉红色、黄褐色。位于真皮或皮内。位于皮内的肿物可隆起呈囊样，用手压之下陷，放手后复平，有疝样感，一般无疼痛及压痛。肿瘤的大小不一，一般为数毫米到1cm或更大，且具有随年龄增长而增大的倾向。

2.牛奶咖啡斑　为棕色或牛奶咖啡色斑疹，一般不高出皮肤，色斑间皮肤正常。色斑常伴有毛发生长。

三、治疗

目前尚无一种有效的疗法能够预防或逆转神经纤维瘤的特征性病变。医学治疗主要集中在遗传咨询及对可治疗的并发症的早期发现。对于并发症的处理主要是对症治疗，传统的治疗方法有外科疗法、激光治疗、放射疗法、化学疗法等。

第八节　脊柱裂

一、概述

脊柱裂（spinal bifida）又称椎管闭合不全，是脊柱脊髓最常见的先天畸形。脊柱裂分为显性脊柱裂和隐性脊柱裂两种。

隐性脊柱裂较显性脊柱裂多见，临床上少有症状，一般分为单侧型、浮棘型、吻棘型、完全脊椎裂型和混合型。只有椎管的缺损而无椎管内容物的膨出，无需特殊治疗。

显性脊柱裂可根据膨出内容的不同又分为脊膜膨出型、脊髓脊膜膨出型和脊髓膨出型等。

二、临床表现

显性脊柱裂多见，90%以上发生在腰骶部，视伴发的脊髓组织受累程度不同可出现差异悬殊的临床症状。

1.局部表现 出生后在背部中线有一个囊性肿物，随年龄增长而增大，体积小者呈圆形，较大者可不规则，有的基底宽阔，有的为细颈样蒂。肿块表面的皮肤可为正常，也可有稀疏或浓密的长毛及其异常色素沉着，有的合并毛细血管瘤，或有的有深浅不一的皮肤凹陷，啼哭或按压前囟时，囊肿的张力可增高；若囊壁较薄，囊腔较大，透光试验可为阳性。

2.脊髓、神经受损表现 可表现为程度不等的下肢弛缓性瘫痪和膀胱、肛门括约肌功能障碍。

3.其他合并症 脑畸形和智力障碍。脊髓脊膜膨出患儿可出现各种脑畸形，包括脑叶发育不全、多小脑回、脑裂、胼胝体发育不全、蛛网膜囊肿、前脑无裂畸形和大脑发育不良等。脑组织检查发现细胞迁移畸形，脑干尤其显著。

三、治疗

1.显性脊柱裂 均需手术治疗，手术时机在出生后1～3个月。单纯脊膜膨出，或神经症状轻微的其他类型，应尽早手术。如因全身情况等原因推迟手术，应对局部加以保护，尤其是脊髓外露者，应防止感染。

2.隐性脊柱裂 一般病例无须治疗，但应进行医学知识普及教育，以消除患者的紧张情绪和不良心理状态。症状轻微者，应强调腰肌（或腹肌）锻炼，以增强腰部的内在平衡。

第九节 脑白质营养不良

一、概述

脑白质营养不良（leukodystrophy）是指一组由于遗传因素导致的神

经系统髓鞘形成缺陷不能完成正常发育的疾病，其代表性疾病有异染性脑白质营养不良、肾上腺脑白质营养不良等。这组疾病儿童多见，神经系统受累较广泛，智能、视力、听力、运动、共济等均可受累。

二、临床表现

1.异染性脑白质营养不良　常染色体隐性遗传性疾病。婴幼儿型1～4岁多见。1～2岁发育正常，之后出现双下肢无力、步态异常、痉挛或易跌倒，伴有言语障碍和智能减退。少年型少见，成人型极少。精神障碍、行为异常、记忆力减退为首发症状；晚期出现癫痫发作、共济失调、四肢活动不灵，最终瘫痪。

2.肾上腺脑白质营养不良　本病多在儿童期5～14岁发病，通常为男性。早期症状表现为学龄儿童成绩退步，易哭、傻笑；晚期偏瘫或四肢瘫。

三、治疗

1.异染性脑白质营养不良的治疗　目前无有效疗法，仍以支持和对症治疗为主。基因疗法用腺病毒等载体将芳基硫酸酯酶A基因转染患者骨髓，但尚处于探索阶段。由于维生素A是合成硫苷脂的辅酶，患儿应避免或限制摄入富含维生素A的食物。

本病预后差，婴幼患儿发病后1～3年常因四肢瘫痪而卧床不起，伴严重语言和认知障碍，可存活数年。成人病例进展相对缓慢，存活时间较长。

2.肾上腺脑白质营养不良的治疗

（1）肾上腺皮质激素替代治疗可能延长生命，减少色素沉着，偶可部分缓解神经系统症状，但通常不能阻止髓鞘破坏。

（2）食用富含不饱和脂肪酸饮食，避免食用含长链脂肪酸食物。65%的患者服用Lorezo油（三芥酸甘油酯与三酸甘油酯按4∶1混合）1年后，血浆长链脂肪酸水平显著下降或正常，可延缓病程的进展。

（3）骨髓移植及基因治疗：仍在试验阶段。已有临床研究显示，同种异体造血干细胞移植可植入正常的造血干细胞，但只能延缓疾病的进展，预后不佳。

儿童脑型预后差，一般在出现神经症状后2～4年进展至植物状态，存活期一般不超过10年；其他亚型一般症状较轻，甚至无症状生存。

第十节　阿尔茨海默病

一、概述

阿尔茨海默病（Alzheimer's disease，AD）是一种起病隐匿、大脑进行性退化而导致记忆力减退，并伴随认知功能损害的疾病。本病是老年性痴呆的一种，占老年性痴呆的50%。65岁以上老年人约有5%患有AD。随着年龄的增长，患病率逐渐上升，至85岁，每3～4名老年人中就有1名罹患AD。

二、临床表现

40岁以上发病，起病隐匿，进行性加重，无缓解。病程演变分为三个阶段。

第一阶段：健忘期。这一阶段的表现是记忆力明显减退，如开始忘记讲过的话、做过的事或重要的约会等，慢慢连远期的事也开始遗忘。同时，思维分析、判断能力、视空间辨别功能、计算能力等也下降，但有时还能继续胜任和保持过去熟悉的工作或技能。

第二阶段：混乱期。除第一阶段的症状加重外，较突出的表现是视空间辨认障碍明显加重，容易迷路；穿衣困难，或把裤子当衣服穿；不认识朋友或亲人的面貌，也记不起他们的名字，不能与别人交谈，尽管有时会自言自语。

第三阶段：极度失智期。患者进入全面衰退状态，生活不能自理，如吃饭、穿衣、洗澡均需人照顾，便、尿失禁。终日无语、卧床，与外界（包括亲友）逐渐丧失接触能力。四肢出现强直或屈曲，最终瘫痪。

三、治疗

目前尚无有效方法制止或减缓脑细胞的恶化。预后差，生存期8～10年。

第十一节 小儿脑性瘫痪

一、概述

小儿脑性瘫痪（cerebral palsy，CP）简称脑瘫，是指出生前到出生后大脑发育时期非进行性脑损伤和发育缺陷所导致的综合征，主要表现为中枢性运动障碍及姿势异常。病位在脑，累及四肢，表现多样，可伴有智力低下、惊厥、听觉和视觉障碍、行为异常等，是儿童致残的主要疾病之一。

脑瘫的病因十分复杂。任何造成胎儿及新生儿脑组织缺血、缺氧、受伤或中毒等损害因素，均可引起不可逆的脑损害，导致小儿脑瘫。

以下情况应高度警惕脑瘫的发生：小儿出生不久常少哭、少动，哭声低弱，过分安静，或多哭、易激惹、易惊吓；出生后喂哺困难，如吸吮无力、吞咽困难、口腔闭合不佳；3个月时还不能抬头；5个月时还不能翻身；8个月时还不会坐；与父母没有交流；撒尿时把不开，站时以足尖着地或双腿屈曲不能负重，或双下肢过于挺直、交叉等；双手常握拳；不能将手伸入口中吸吮；运动时手脚不协调，偏侧运动较多；常出现肌张力异常、姿势和动作模式异常，并合并有脑瘫高危因素。

二、临床表现

不同程度的瘫痪，可伴有癫痫发作、视力障碍、听力障碍、行为异常及认知功能异常。

1.痉挛型 是脑瘫中最常见的类型，占60%～70%，包括截瘫型、四肢瘫型、偏瘫型和双侧瘫型。表现为肢体异常痉挛；迈步呈剪刀步态；足跟不能着地、足尖内翻或外翻，膝关节、髋关节屈曲及挛缩等；上肢可呈拇指内收、指关节屈曲、前臂旋前、肘屈曲等异常体位。严重者四肢强直，关节挛缩变形。常伴有智力、情绪、语言障碍和癫痫等。

2.强直型 四肢僵硬，伴有智力、情绪、语言障碍，以及斜视、流涎。

3.手足徐动型 不随意运动型，约占脑瘫的20%。

4.共济失调型 约占脑瘫的5%，表现为眼球震颤、肌张力低下、肌肉收缩不协调、步态不稳等。

5.软瘫型　常见肌张力低下。

三、治疗

脑瘫康复采用综合治疗方法效果好，包括药物治疗、手术治疗、康复训练和中医治疗等。

1.药物治疗　一般早期进行营养神经的治疗。

2.手术治疗　如神经手术、肌腱手术、骨性手术、脑外科手术等，应根据患儿情况选择手术方案。

3.康复训练　包括运动疗法训练、作业疗法、言语训练、认知训练、音乐疗法、器械及支具训练等。

4.中医治疗　通过针灸、中药、按摩等传统医学的治疗，可通经活络，促进患儿的精神发育、身体发育和肢体功能障碍能力的恢复。

第十二节　急性脊髓炎

一、概述

急性脊髓炎（acute myelitis）是指各种原因所致、以累及数个节段的脊髓横贯性损害为主的急性脊髓病，又称急性横贯性脊髓炎，是临床上最常见的一种脊髓炎，以病损平面以下肢体瘫痪、传导束性感觉障碍和尿便障碍为特征。

本病病因不明，可能与病毒感染后自身免疫反应有关，并非病毒感染的直接作用，而为非感染性炎症脊髓炎。

预后取决于急性脊髓损害程度、病变范围及并发症情况。一般于3～6个月基本恢复，生活能自理；肢体瘫痪严重，6个月仍不能恢复，脊髓MRI显示髓内广泛异常信号，肌电图检查仍为失神经改变则预后不良，遗留严重后遗症；上升性脊髓炎，伴有呼吸功能障碍的患者预后差，甚至可导致患者死亡。

二、临床表现

多见于青壮年，病前几日或1～2周曾有呼吸道感染史或疫苗接种史或有受凉、过劳、负重、扭伤等诱因。急性起病,多于2～3天症状达高峰。以胸段脊髓炎最为常见,尤其是$T_{3～5}$节段,颈髓、腰髓次之。

1.运动障碍 起病急,发展迅速,发病早期为脊髓休克阶段,肢体弛缓性瘫痪,也就是所谓的软瘫。经过2～4周,肢体逐渐变为痉挛性瘫痪,亦即所谓的硬瘫。病变累及颈髓,可出现四肢瘫痪。病变累及高颈段(C_4以上)不仅出现瘫痪,甚至还会出现呼吸困难。

2.感觉障碍 病变节段以下所有感觉丧失,在感觉缺失平面的上缘可有感觉过敏或束带感;较运动功能的恢复慢且差。

3.自主神经功能障碍 脊髓休克期表现为尿潴留,膀胱容量可达1000ml,呈无张力性神经源性膀胱。因膀胱充盈过度,可出现充盈性尿失禁。随着脊髓功能的恢复,膀胱容量缩小,尿液充盈到300～400ml即自行排尿,称为反射性神经源性膀胱,出现充溢性尿失禁。如病变继续好转,可逐步恢复随意排尿能力。此外,脊髓休克期尚有大便秘结,损害平面以下躯体无汗或少汗,皮肤干燥、苍白、发凉,立毛肌不能收缩;休克期过后,皮肤出汗及皮肤温度均可改善,立毛反射也可增强。可出现阴茎勃起异常,指甲松脆或角化过度。

三、治疗

尽可能减轻脊髓损害,促进脊髓功能恢复,积极防治并发症,最大限度提高患者的生存质量,是本病的主要治疗原则。

1.一般治疗 加强护理,防治各种并发症。

2.药物治疗 根据不同病因使用药物,主要包括皮质类固醇激素、免疫球蛋白、B族维生素等。

3.康复治疗 急性瘫痪期肢体保持功能位,瘫痪的肢体进行被动功能练习,改善血液循环,防止肢体挛缩、强直,鼓励患者主动功能运动,使其早日康复。

第十三节 脊髓性肌萎缩

一、概述

脊髓性肌萎缩(spinal muscular atrophy,SMA)又称脊肌萎缩症,是

一组由于脊髓前角运动神经元变性导致肌无力、肌萎缩的疾病。本病是常染色体隐性遗传病，患者运动神经元存活基因缺失或突变。临床表现为进行性、对称性、肢体近端为主的弛缓性麻痹和肌萎缩；智力发育正常，不伴感觉障碍。人群发病率 1/10 000 ～ 1/6000。

二、临床表现

本病根据临床表现及发病时间可分为三型：

1.SMA Ⅰ 型（严重婴儿型） 出生后 6 个月内发病；严重者出生时已有明显症状，四肢无力，喂养困难，呼吸困难；始终无独坐能力；预后差，2 岁前死亡。

2.SMA Ⅱ 型（迟发婴儿型） 出生后 6 ～ 18 个月发病；婴儿期吸吮、吞咽功能正常，无呼吸困难；可独坐，始终不能独立行走；可生存至 10 ～ 20 岁，多死于呼吸肌麻痹。

3.SMA Ⅲ 型（少年型） 出生后 18 个月发病；婴儿期正常，5 ～ 15 岁出现缓慢加重的全身性肌无力，肢体近端重；在一定时期内有独立行走能力；可生存至中年，30 岁后失去独站能力，瘫痪在床，多死于呼吸肌麻痹或全身衰竭。

脊柱侧弯是 SMA 最为严重的骨骼畸形。

三、治疗

无特效治疗，主要为对症支持疗法。服用 B 族维生素，加强心理治疗。适度运动除能保护关节的活动度和防止挛缩外，还可以增加残存运动单位的功能。理疗亦能使部分患儿减轻关节挛缩的痛苦。

第十四节　吉兰－巴雷综合征

一、概述

吉兰－巴雷综合征（Guillain–Barré syndrome，GBS）是神经系统常见的一种严重疾病，急性起病，以神经根、外周神经损害为主，伴有脑脊液中蛋白－细胞分离，又称急性感染性多发性神经根炎。任何年龄和男女均可发病，但以男性青壮年多见。

病因和发病机制目前尚未完全阐明，一般认为本病发病前有非特异性感染史和疫苗接种史，是一种迟发性变态反应性免疫疾病。四季均可发病，夏、秋季为多。

二、临床表现

以感染性疾病后1～3周，突然出现剧烈神经根疼痛（以颈、肩、腰和下肢为多），急性进行性对称性肢体软瘫，主观感觉障碍，腱反射减弱或消失为主症。

1.运动障碍　四肢弛缓性瘫痪是本病的最主要症状，从下肢开始逐渐波及躯干、双上肢和脑神经，肌张力低下，近端常较远端重。通常在数日至2周内病情发展至高峰，病情危重者1～2日迅速加重，出现四肢完全性瘫痪，呼吸肌和吞咽肌麻痹，呼吸困难而危及生命。

2.感觉障碍　常见肢体感觉异常，如麻木刺痛感、烧灼感等可先于瘫痪或同时出现，约30%的患者有肌肉痛，感觉异常，呈手套袜子型分布，振动觉和关节运动觉一般正常。

3.反射障碍　四肢腱反射多呈对称性减弱或消失，腹壁提睾反射多正常，少数患者可因锥体束受累而出现病理反射征。

4.自主神经功能障碍　初期或恢复期常有多汗，汗臭味较浓，可能是交感神经受刺激的结果。少数患者初期可有短期尿潴留，是由于支配膀胱的自主神经功能暂时失调或支配外括约肌的脊神经受损所致；大便常秘结；部分患者可出现血压不稳、心动过速等。

5.脑神经症状　半数患者有脑神经损害，以舌咽迷走神经和一侧或两侧面神经的外周瘫痪多见，其次为动眼神经、滑车神经、展神经，偶见视神经乳头水肿，为视神经炎症改变或脑水肿所致，也与脑脊液蛋白的显著增高阻塞了蛛网膜绒毛影响脑脊液吸收有关。

三、治疗

可使用免疫球蛋白治疗，严重患者早期采用血浆置换可促进康复，减少功能缺失。加强呼吸道管理，保持呼吸道通畅，如有呼吸道和气道分泌物增多，应及早做气管切开。适量应用抗生素防治感染。进食高热量、易消化食物。恢复期可配合中药、针灸、理疗等促进患肢功能恢复。

第十五节　脊髓灰质炎后遗症

一、概述

脊髓灰质炎（poliomyelitis）是由脊髓灰质炎病毒引起的一种急性传染病，以肢体弛缓性瘫痪为主要表现。小儿感染该病者远较成人高，5岁以下患儿占多数，尤其以6个月至3岁的小儿多见，常遗留瘫痪，故又称小儿麻痹症。自从脊髓灰质炎疫苗被开发并广泛应用以来，急性脊髓灰质炎的发病率已明显下降。目前，该病主要发生于热带和亚热带发展中国家的5岁以下儿童。脊髓灰质炎后遗症是指该病发病满2年后所遗留下的不能恢复的肢体麻痹症状。

二、临床表现

主要表现为肌肉瘫痪，以及由此产生的肌力平衡失调导致的骨和关节畸形及功能障碍。脊髓灰质炎后遗症常见的瘫痪肌有：胫前、后肌，腓骨长、短肌，股四头肌，阔筋膜张肌和臀肌等。上肢仅以三角肌瘫痪较多见。脊柱周围肌瘫痪者更少见。常见畸形有足部的马蹄内、外翻足，高弓足、仰趾、爪形趾；膝部的膝内、外翻及反屈；髋部屈曲、外展、外旋。上肢外展功能丧失，肘部畸形较少。脊柱以侧弯为主。

三、治疗

该病病程根据灰质破坏的程度和水肿吸收快慢，临床可分为急性期（2周）、恢复期（3周至2年）及后遗症期。各期临床表现不同，治疗方法各异。急性期以抢救生命为主；恢复期采用各种方法，促进神经功能恢复，改善瘫痪肌的营养，防止肌萎缩引起肢体畸形；后遗症期治疗任务主要为矫正躯干及肢体已形成的畸形。

第十六节　多发性硬化

一、概述

多发性硬化（multiple sclerosis，MS）是一种免疫介导的中枢神经系统慢性炎性脱髓鞘性疾病。该病好发于脑室周围白质、视神经、脊髓、脑干和小脑，多发病于青、中年，女性较男性多见。

二、临床表现

发作性、持续时间短暂（数秒至数分钟）。

1. 肢体无力　约50%首发症状包括一个或多个肢体无力。

2. 运动障碍　可偏瘫、截瘫或四肢瘫。

3. 感觉异常　肢体、躯干或面部针刺麻木感，异常的肢体发冷、蚁行感、瘙痒感，以及尖锐、烧灼样疼痛和定位不明确的感觉异常。局限于肢体或面部的强直性痉挛，常伴放射性异常疼痛，亦称痛性痉挛。

4. 眼部症状　常为急性视神经炎或球后视神经炎，多为急性起病的单眼视力下降，有时双眼。眼球震颤。

5. 共济失调　30%～40%共济运动障碍。

6. 精神症状　常见抑郁、易怒和脾气暴躁，欣快、兴奋，淡漠、嗜睡、强哭强笑、反应迟钝、智力低下、重复语言、猜疑和被害妄想等。可出现记忆力减退、认知障碍。

7. 其他症状　膀胱、直肠功能障碍。

三、治疗

目前多发性硬化治疗的主要目的是抑制炎性脱髓鞘病变进展，防止急性期病变恶化及缓解期复发；晚期采取对症和支持疗法，减轻神经功能障碍带来的痛苦。

急性发作后患者至少可部分恢复，但复发的频率和严重程度难以预测。提示预后良好的因素包括女性、40岁以前发病、临床表现视觉或体感障碍等，出现锥体系或小脑功能障碍提示预后较差。最终可能导致某种程度功能障碍，约50%的患者发病后10年只遗留轻度或中度功能障碍，病后存活期可长达20～30年，但少数可于数年内死亡。

肢体功能锻炼能延缓病情进展和减少复发，维持和改善各种功能，最大限度地提高患者的生活质量。

第十七节　臂丛神经损伤

一、概述

臂丛神经（brachial plexus）由$C_{5～8}$与T_1神经根组成，主要分支有胸背神经、胸长神经、腋神经、肌皮神经、正中神经、桡神经和尺神经。臂丛神经损伤（brachial plexus injury）是由牵拉伤、对撞伤、切割伤或枪弹伤、挤压伤、产伤等原因引起的一种周围神经损伤。臂丛神经支配上肢和肩背、胸部的感觉和运动，受伤后患者上肢功能部分或完全丧失，遗留终身残疾。

二、临床表现

臂丛神经损伤是周围神经外科的难题之一，其损伤虽不会危及生命，但可引起严重的功能丧失。臂丛神经损伤引起上肢最严重伤残。

1.早期　五大神经损伤受损支配区域呈缓慢性麻痹，各关节不能主动运动，但被动运动正常。

2.晚期　五大神经损伤支配区上肢肌肉显著萎缩，各关节常因关节囊挛缩而致被动运动受限，尤以肩关节和指关节严重。

三、治疗

臂丛神经部分损伤者先将上肢和胸部固定3周，腺苷钴胺250μg，肌内注射，每日1次，1个疗程3～4周，3周后给予理疗、针灸治疗，多获得良好效果。完全臂丛神经损伤者治疗除应用腺苷钴胺外，如无改善则3个月后行神经根移植术，有可能使患儿上肢功能得到部分恢复，残余畸形5年后再手术矫正。

臂丛神经损伤的康复主要是进行受累肌肉的被动运动和肌力的

训练，以防止肌肉萎缩，增强肌肉力量，保持关节活动度。训练量要适中，切忌过量。可依据患者功能障碍的程度和部位，肌力和肌耐力的检测结果，进行编织、打字等作业治疗。一些物理疗法，如热敷、远红外线、小剂量超短波等治疗，对于组织水肿、炎症吸收均有一定的疗效。必要时可给予患者佩戴矫形肢具，保持关节的功能位。

第十八节　Friedreich型共济失调

一、概述

Friedreich型共济失调是一种家族遗传性，常染色体隐性遗传，累及脊髓后索及小脑的退行性病变，常伴有心脏损害、糖尿病、骨骼畸形等非神经系统损害。好发年龄为青少年，男女均可受累，症状进行性加剧，个别病例成年后发病。同一家族人发病年龄大致相同，但轻重不一。

二、临床表现

1.通常4～15岁起病，偶见婴儿和50岁以后起病者。

2.首发症状为进行性步态共济失调，双下肢同时受累，行走不稳、步态蹒跚、左右摇晃、易于跌倒；继而发展到双上肢共济失调，动作笨拙、取物不准和意向性震颤；常有言语不清或暴发性语言、视听力减退、反应迟钝。

3.查体可见眼球震颤（多为水平性），眼球运动不受限，瞳孔反射存在。早期深感觉减退，后期浅感觉轻度减退。几乎所有患者腱反射早期消失，巴宾斯基征阳性和屈肌痉挛，腹壁反射保留。可见弓形足和脊柱后侧凸畸形。50%以上的患者可出现心肌病是该病的一个突出特点。

4.Friedreich型共济失调有两种变异型：反射保留型和晚发型。

三、治疗

本病无特效治疗。轻症患者可给予支持疗法、功能训练；严重畸形者拟手术矫治；毒扁豆碱、胞二磷胆碱等药物有一定近期疗效。

Friedreich型共济失调双下肢肌无力，少数病例可有瘫痪。本病进展缓慢，偶尔症状自行停止数年之久。一般病程可达20～30年，但常死于肺部感染等疾病。

第十九节　莱姆病

一、概述

莱姆病（Lyme disease）是由伯氏疏螺旋体引起的、蜱（俗称草爬子）为传播媒介的人畜共患自然疫源性疾病。该病多发在春、夏季节。临床表现主要有发热和皮肤游走性红斑，可导致心脏、神经及关节等多器官系统损害，病程长，致残率高。

二、临床表现

潜伏期3～32天，平均7天。临床症状可分为三期。

第一期：主要表现为皮肤的慢性游走性红斑，见于大多数病例。病初常伴有乏力、畏寒、发热、头痛、恶心、呕吐、关节和肌肉疼痛等症状，亦可出现脑膜刺激征。局部和全身淋巴结可肿大。偶有脾大、肝炎、咽炎、结膜炎、虹膜炎或睾丸肿胀。

第二期：发病后数周或数月，15%和8%的患者分别出现明显的神经系统症状及心脏受累的征象。

第三期：感染后数周至2年内，约80%的患者出现程度不等的关节症状如关节疼痛、关节炎或慢性侵袭性滑膜炎。以膝、肘、髋等大关节多发，小关节周围组织亦可受累。主要症状为关节疼痛及肿胀，膝关节可有少量积液。常反复发作。

三、治疗

早期发现、及时抗病原治疗，其预后良好。在播散感染期（即二期）进行治疗，绝大多数1～1.5年可获痊愈。若在晚期或持续感染期进行治疗，大多数也能缓解，但偶有关节炎复发；也可出现莱姆病治疗后综合征（post-treatment Lyme disease syndrome），即患者经抗病原治疗后，螺旋体死亡残留细胞引起皮炎及自身免疫反应等表现。对有中枢神经系统严重损害者，少数可留有后遗症或残疾，从而引起失用性瘫痪。

　　主要措施是个人防护，防止蜱叮咬。在疫区如被蜱叮咬，使用抗生素可有预防作用。

第二章

潜在健康问题及护理

第一节　压　疮

一、概述

（一）定义

压疮是指皮肤和（或）皮下脂肪的局部损伤，通常位于突出部位，由压力或压力联合剪切力引起。

（二）分期

见图2-1及表2-1。

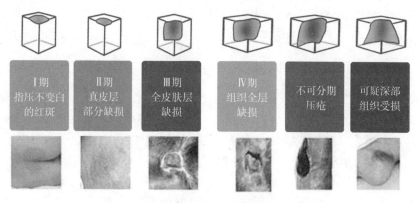

图2-1　压疮分期

表2-1 压疮的分期

分期	定义
Ⅰ期	皮肤完整,指压不褪色的局限性红斑,可伴有疼痛、硬肿或松软,肤色深者可无明显压红,为高危人群
Ⅱ期	真皮层部分缺损,浅表溃疡,创面粉色或红色,无腐肉
Ⅲ期	全皮肤层缺损,可见皮下脂肪,但骨骼、韧带、肌肉未暴露
Ⅳ期	全层组织缺损,暴露骨骼、肌腱或肌肉;部分创面被腐肉和焦痂覆盖,常有窦道
不可分期压疮	皮肤全层或组织全层缺损,深度未知:溃疡创面基底被坏死组织或焦痂覆盖
可疑深部组织受损	由于压力和(或)剪切力造成软组织受损,皮肤完整但褪色,局部紫色或黑紫色,或形成充血性水疱;与邻近组织相比,局部出现疼痛、硬肿、糜烂、潮湿,皮温升高或降低

压疮易发部位:长期卧床患者,仰卧位时易出现在枕骨、肩胛骨、手肘、骶骨、足跟和足趾;俯卧位时易出现在额部、手肘、下颌、胸前、生殖器官(男性)、膝盖和足趾;半卧位时易出现在枕部、肩胛骨、骶骨、坐骨和足趾;侧卧位时易出现在耳翼、肩膀、手肘外侧、股骨粗隆、膝内外侧、足踝和足跟。长期轮椅坐位者,压疮易发生在肘关节部、臀部和足跟部。

二、预防和处理措施

局部受压时间过长是形成压疮的重要因素。此外,全身因素如营养不良、贫血、水肿、关节挛缩、神经功能障碍,局部因素如皮肤潮湿、不卫生、摩擦、破损、感染等可促使压疮的形成。

(一)预防

1.去除局部压迫

(1)不断更换体位是预防及治疗压疮的最重要方法,一般每2小时更换1次体位,必要时每30分钟1次。翻身动作要轻柔,不可拖拽。

(2)减轻压迫:缓解局部皮肤的压力是治疗压疮的最重要措施,可应用气垫床减少压疮发生的风险。

(3)坐轮椅者一定要定时做支撑动作,也一定要向左右转动以代替支撑；并用各种软垫以分散坐位的压力。

2.避免潮湿及摩擦的刺激

（1）保持皮肤清洁、干燥，大小便失禁、出汗及分泌物多的患者应及时擦洗干净，局部皮肤可涂凡士林软膏，以免皮肤受到刺激；保持床铺清洁、干燥，平整无碎渣；被服污染了要及时更换。

（2）不可使用破损的便器，以防擦伤皮肤。

（3）促进局部组织血液循环；每天定期检查全身皮肤，特别要注意查看患者骨性突起部位表面的皮肤，用温水擦浴、擦背。

3.加强营养　营养不良既是导致压疮的内因之一，也是影响压疮愈合的因素之一。良好的营养状况是创面愈合的重要条件，应提供足够的热量及蛋白质，保证水分摄入，观察有无体重下降、皮肤皱褶、尿量减少等脱水征象。当有脱水治疗、体温升高、呕吐、腹泻或有严重渗出的伤口时，应增加液体摄入。保障维生素和矿物质的摄入。

4.康复训练　适当的康复运动训练可增加患者的活动能力，改善血液循环状况，增强体质。

5.保护肢体　对于瘫痪的患者由于肢体感觉丧失或减退，因此要保护好肢体，避免过冷、过热，避免使肢体碰撞到硬物上。

（二）处理措施

1.伤口处理

（1）清洁：用生理盐水清洗伤口，可用含有表面活性剂或抗菌剂的清洗液清洗有坏死组织、感染、可能感染、细菌定植的创面。清洗、擦洗，达到清洁目的，避免损伤伤口床。

（2）清创：包括手术清创、机械清创、自溶清创、酶学清创和生物清创。清创方式的选择取决于患者的病情，包括疼痛、血液循环情况和出血风险；坏死组织的类型、性质和部位。清创前应评估疼痛，必要时止痛。下肢严重压疮清创应评估血管，如下肢缺血时，对坚固的干痂不要清创。出现蜂窝织炎、波动感或败血症时应手术清创。

2.敷料的选择及应用　敷料种类包括薄膜敷料、水胶体敷料、水凝胶敷料、藻酸盐敷料和纱布敷料等，应根据伤口床、伤口周围皮肤情况选择敷料。

（1）薄膜敷料：见图2-2。

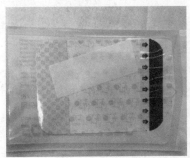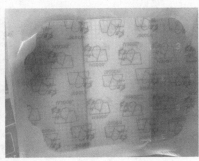

图2-2　薄膜敷料

（2）水胶体敷料：常用于Ⅱ期、Ⅲ期压疮，在压疮愈合、创面缩小、吸收能力、更换时疼痛等方面优于纱布敷料。见图2-3。

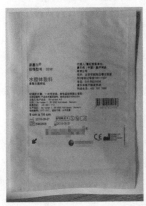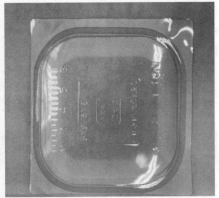

图2-3　水胶体敷料

（3）水凝胶敷料：见图2-4。

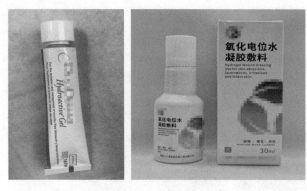

图2-4　水凝胶敷料

（4）藻酸盐敷料：见图2-5。

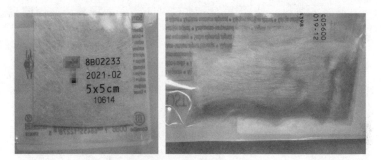

图2-5　藻酸盐敷料

（5）纱布敷料：见图2-6。

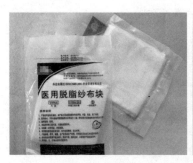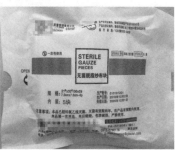

图2-6　纱布敷料

（6）泡沫敷料：可有效管理渗出液。与自粘性泡沫敷料相比，自粘性硅胶敷料在压疮治愈率效果方面无差异，但可降低对伤口周围皮肤的损伤。见图2-7。

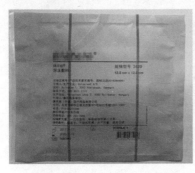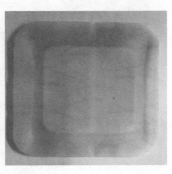

图2-7　泡沫敷料

（7）银离子敷料：使用银离子敷料可使溃疡面积减小，但溃疡痊愈的应立即停止使用。见图2-8。

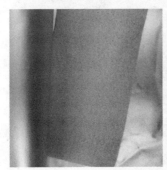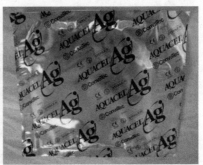

图2-8　银离子敷料

第二节　下肢深静脉血栓

一、概述

下肢深静脉血栓（deep vein thrombosis，DVT）是一种发生在静脉内的血凝块阻塞性疾病，是卧床患者的常见病，也是颅脑和脊髓损伤、瘫痪患者最严重的并发症之一。局限在小腿的深静脉血栓一部分可能没有明显症状，约20%无症状者和20%～30%有症状的静脉血栓上延至腘静脉，其中40%～50%患者栓子可能脱落，并有发生肺血栓栓塞症的风险。其危害在于：若得不到及时诊治，脱落的栓子可造成肺、脑等重要脏器栓塞而导致死亡，有些患者则发生慢性血栓，形成后遗症。因此，预防深静脉血栓的发生显得尤为重要。在脊髓损伤患者中，下肢深静脉血栓的发生率为12%～64%。损伤2周内风险最高，3个月后风险降低，尽管病后6个月发生风险进一步降低，但仍有发生深静脉血栓的报道。

高危因素：卧床，活动减少；血流速度缓慢；静脉内膜损伤、局部穿刺置管、曾有股静脉置管，且风险与置管时间呈正相关；血液高凝状态；使用脱水剂；高龄；下肢注射刺激性药物；红细胞升高或凝血指标中D-二聚体明显升高。其中血液高凝状态是最重要的因素。

下肢深静脉血栓形成可发生在下肢深静脉的任何部位。临床上常见的有两类：小腿肌肉静脉丛血栓形成和髂股静脉血栓形成。前者为周围型，后者为中间型，两者均有混合型。下肢肿胀、疼痛和浅静脉曲张是下肢深静脉血栓形成的三大症状。

二、预防及处理措施

1.鼓励患者自行活动。不能活动者可协助被动运动，如进行肢体按摩等。被动运动应从远端开始，病情允许时及早下床活动以促进肢体的血液循环。

2.高脂血症患者：合理调配饮食，控制高脂、高胆固醇饮食的摄入。

3.鼓励患者多饮水，使血液充分稀释。

4.瘫痪患者定期抬高患肢、预防性穿抗血栓弹力袜。有条件者可以使用血液循环驱动泵，每日4次，每次30分钟。

5.观察下肢是否有肿胀、皮肤颜色改变；触摸下肢皮肤温度，是否有升高或降低；是否有浅表静脉曲张或下肢疼痛。如有这些症状出现，应及时就医，行超声检查。

第三节 痉 挛

一、概述

脊髓高位损伤往往伴有痉挛出现，以双下肢为主，亦有四肢及胸腹部肌肉痉挛状态的出现，给患者造成生活上的不便和痛苦。痉挛是由于脊髓损伤后失去中枢指挥所致，因而无法预防和避免。

痉挛是指肌肉或肌群的断续的或持续的不随意收缩，是脑或脊髓的运动神经元或神经肌肉的异常兴奋表现，这种肌肉不自主的收缩反应多因受到刺激所引起，见于炎症、创伤、中枢神经系统病变等；分为阵发性痉挛和强直性肌痉挛，呈持久的肌收缩。

肌痉挛是脊髓损伤所致截瘫患者中常见并发症之一。痉挛常可导致患者肢体酸胀疼痛、关节挛缩、畸形，进而影响行走及在轮椅上保持姿势的能力，从而严重影响患者的日常生活及康复治疗的效果。

二、治疗方案及原则

（一）治疗原则

1.物理治疗是防止关节挛缩及缓解痉挛的最有效方法，包括伸展运动、增加关节活动度等。

2.无论卧床休息或是坐于轮椅，维持合适的姿势和身体位置很重要。

3.一直以来，痉挛的治疗一般使用神经肌肉阻滞剂。近年来，肉毒毒素被应用于治疗痉挛，疗程一般为3～6个月，之后会产生抗体。

4.当痉挛严重到影响患者生活时，推荐行神经离断术。

5.早期规范的康复治疗可预防或减缓痉挛的发生。

（二）治疗方案

1.药物治疗

（1）口服巴氯芬、地西泮可以缓解痉挛。

（2）注射肉毒毒素（BTX-a）治疗痉挛。

2.非药物治疗

（1）运动疗法：被动运动和伸展、主动运动。

（2）物理疗法：电刺激和运动疗法、直接肌肉电刺激。

3.手术治疗　神经松解术是治疗痉挛最常见的治疗选择之一。手术松解可治疗局灶性痉挛。

第四节　呼吸道管理

一、概述

对于瘫痪患者，尤其是脊髓损伤导致的高位瘫痪患者，由于长期卧床或者自理能力降低，肋间肌肉失去活动而靠仅存的膈肌运动来完成呼吸动作，因而呼吸和咳嗽的力量明显减弱，痰不易咳出，久之痰阻塞了支气管、气管，容易造成肺不张、肺炎等并发症，甚至使病情恶化。因此，对于这类患者尤其是携带有人工气道的患者，做好呼吸道的管理十分重要。

二、护理措施

（一）一般患者的护理

1.保持呼吸道通畅，鼓励患者深呼吸和有效咳嗽，自行咳出痰液。

2.对于留置气管切开或气管插管的患者，以及张口呼吸的患者，应给予雾化吸入，保持吸入气体的湿化，防止出现气道过干，形成痰痂。雾化的同时，可应用稀释痰液的药。

3.当患者发生呕吐时，应使头偏向一侧，及时清理口、鼻腔分泌物，防止误吸和窒息的发生。

（二）气管插管/气管切开的护理

1.妥善固定气管插管或气切套管，防止拔管。

2.监测气囊压力，防止漏气或气道黏膜损伤，见图2-9。

3.保持室温22～24℃，湿度55%～60%。加强气道湿化，可使用人工鼻进行湿化。人工鼻如被痰液污染应弃去更换。

4.每日至少2次口腔护理。

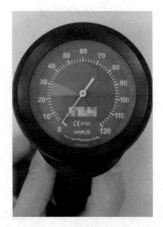

图2-9　气囊压力表

5.鼻饲流质饮食时，适当抬高床头30° ～ 45°，防止反流。鼻饲后勿立即翻身、叩背。

6.观察气切伤口，每日换药2次，敷料污染及时更换。观察有无红肿、化脓、渗出的发生。

第五节　排尿障碍

一、概述

排尿障碍是常见的康复问题。无论是偏瘫、截瘫还是脑瘫患者，大多存在全部或部分排尿（膀胱）功能障碍。排尿障碍的病因较多，药物治疗、认知的改变、身体的残损或神经病原学方面的因素都会造成排尿问题。其中，脑血管意外为主要原因，如高血压性颅内出血及脑梗死。脑血管疾病造成的排尿障碍患者多为老年人。患者除有意识、运动及感觉功能障碍等临床表现外，常出现排尿功能紊乱，急性期尿潴留十分常见；恢复期可出现尿频、尿急及紧迫性尿失禁，也可表现为逼尿肌收缩无力和充盈性尿失禁。

排尿障碍的康复目标主要为控制或消除感染，保持或改善上尿路功能，使膀胱贮尿期保持低压并适当排空，尽量不使用导尿管和造瘘，同时能更好地适应生活和职业需要。

二、处理措施

（一）潴留型障碍

此类排尿障碍主要表现为膀胱内潴留尿液而不能自主排出，对于这类患者主要目标就是促进膀胱的排空功能。

1.增加膀胱内压和促进膀胱收缩　包括手法增压、屏气增压、扳机点法等。具体操作方法详见本书第三章第十七节。

2.减低膀胱出口处阻力　通过手术解除尿道梗阻、降低尿道内括约肌张力、切开尿道外括约肌等以减低膀胱出口处阻力。

3.间歇性清洁导尿　可由患者或其家属进行的不留置导尿管的导尿方法。这种方法能使膀胱有周期性的扩张和排空，促使膀胱功能的恢复。可减少患者对医护人员的依赖性，提高患者的生活独立性。具体操作方法见本书第三章第十七节。

4.留置导尿　对于无法进行间歇性清洁导尿的患者，须行留置导尿。加强对尿管的护理，以防逆流感染。

5.尿流改道　通过手术在耻骨上造瘘或回肠代膀胱。

6.心理护理　向患者进行耐心细致的心理工作，对于患者的问题给予鼓励性的回答，帮助患者建立信心，积极参加康复训练。

（二）失禁型障碍

此类排尿障碍主要表现为排尿失去控制，尿液不自主地流出。对于这类患者主要目标就是促进膀胱的贮尿功能。

1.抑制膀胱收缩、减少压力刺激感觉传入和增加膀胱容量

（1）使用药物：应用抗胆碱能制剂减少膀胱收缩力。

（2）手术：通过手术阻断神经传导或选择性骶神经根切断。

（3）尿意习惯锻炼：每天规定患者排尿时间，以建立规律性排尿的习惯。一般白天每3小时排尿1次，夜间2次，也可视具体情况恰当调整。对于有功能障碍或年老体弱无法入厕者，应尽量提供便器；定向力差者应给予帮助。

2.增加膀胱出口阻力

（1）使用药物：使用α肾上腺素能药物和β受体激动剂增加尿道压力。

（2）手术治疗：植入人工括约肌。

（3）膀胱括约肌控制力训练：常用盆底肌练习法。具体方法详见本书第三章第十七节。

3.设法接尿　可以使用外部集尿器装置。男性可用长颈尿壶接尿或用一个阴茎套套在阴茎上，另一端剪开一个小口，用胶管连接，通过胶管将尿液排出；注意每日清洗阴茎及更换阴茎套，以防引起局部感染。女性可用固定于阴唇周围的乳胶制品或尿垫，也可以用女式尿壶紧贴外阴接取尿液。

4.留置导尿　采用定时开放导尿管，让膀胱适当地充盈和排空的方法，促进膀胱肌张力的恢复。日间视饮水量的多少，每3～4小时开放导尿管1次，入睡后持续开放。待病情有一定恢复后，可嘱患者在开放导尿管时做排尿动作，每天训练几次，直至拔管后患者可自行排尿。注意加强对留置导尿管的护理，以防感染。

5.皮肤护理　协助患者保持皮肤清洁、干燥，及时用温水清洗会阴部；衣物应勤洗、勤换，避免尿液刺激皮肤，除去不良异味，预防感染和压疮的发生。

6.心理护理　失禁型障碍患者因为尿液刺激和尿液异味等问题，常感到自卑和忧郁，心理压力大。因此，应尊重、理解、关心患者，随时提供必要的帮助。

第六节　排便障碍

一、概述

直肠、肛门是由躯体神经系统（脑脊髓神经系统）和自主神经系统双重支配，所以即使脑桥以上水平的中枢神经系统损伤，一直到结肠弯曲部位为止的功能并不发生变化。但由于脊髓损伤引起的向心性传导障碍，导致不能自我察觉便意，大脑中枢控制功能丧失，主管排便的随意肌瘫痪，或下部肠道蠕动障碍，均将导致排便障碍。

排便障碍根据神经学病因主要分为两大类：脑性排便障碍，是由于腰部交感神经起始部发生的高位脊髓折断引起的排便障碍；马尾神经以下（末梢侧）的神经障碍产生的排便障碍。

排便障碍的护理目的是帮助患者建立一个定期排便的模式，解除或减轻患者排便的痛苦，减少或消除大便失禁给患者造成的难堪，预防并发症的发生，从而提高患者的生存质量。

二、护理措施

1.腹泻患者的护理　任何因素引起的肠蠕动增快，导致排便次数增多、粪便稀薄而不成形或呈水样，称为腹泻。当肠内有某种刺激因素存在时，为使有毒或刺激性物质排出体外，腹泻是一种保护性症状。但严重腹泻可造成大量胃肠液丧失而发生水、电解质及酸碱平衡的紊乱。因此，对腹泻患者应注意观察、记录粪便的性状、颜色及其次数，并报告医生，同时留取标本送验。

（1）卧床休息，减少肠蠕动，及时给予止泻剂。注意腹部保暖，耐心协助不能自理的患者及时使用便盆，鼓励和劝慰患者消除焦虑不安的情绪，使之达到身心休息的目的。

（2）鼓励饮水，给流质或无渣半流质饮食。腹泻严重者应暂禁食，给予口服补液盐；若出现脱水症状，应按医嘱给予补液，以防发生水、电解质紊乱。

（3）频繁腹泻者，应注意保护肛周皮肤，便后用软纸揩拭以减少机械性刺激，用温水清洗，涂油膏于肛门周围，以保护局部皮肤。

（4）疑有传染性疾病，应做好床边隔离（按隔离患者护理）。

2.大便失禁患者的护理　大便失禁是由于肛门括约肌失去控制能力，排便不受意志支配。

（1）理解患者心情，给予精神安慰。

（2）使用尿布垫或一次性尿布，一经污染立即更换。有条件时可使患者卧于有孔的病床上，以减少床褥污染。

（3）保持肛门周围皮肤清洁，发现有粪便污染立即用温水清洗，并涂油膏于肛门周围皮肤。

（4）了解患者排便规律，适时给予便盆。在可能的情况下，可每日定时为患者用导泻剂或灌肠，以帮助建立排便反射。

3.便秘患者的护理　便秘是由于粪便在肠道内停滞过久，水分被过量吸收而致粪便干燥、坚硬和排便不畅。

（1）帮助患者养成良好的排便习惯，不随意使用泻剂或灌肠等方法。

（2）建立合理食谱，调整饮食习惯，在饮食中增加纤维量，适当摄取粗粮、新鲜水果和蔬菜。

（3）卧床患者，冬季床上排便时，便器应加温后使用，以免因便器低温导致会阴部及肛门括约肌紧张，造成排便困难。

第七节　失用、误用和过用综合征

一、失用综合征

失用综合征是1964年由Hirschberg首先提出来的，是由于机体不活动状态而产生的继发障碍。神经系统疾病可导致运动功能障碍，如脑卒中、脑外伤、帕金森病、运动神经元病、变性病、多发性硬化、脊髓病变、周围神经病及肌肉病等均易产生失用综合征。

失用综合征的临床表现可分为局部失用引起的症状及全身失用引起的症状。局部失用引起的症状：失用性肌无力及肌萎缩、关节挛缩、失用性骨质疏松；全身失用引起的症状：直立性低血压，心功能改变，体液平衡改变，呼吸功能改变，消化功能改变，泌尿生殖系统改变，内分泌改变，神经、情绪及认知的改变，代谢及营养改变，皮肤改变及静脉血栓形成等。

防止肌无力及肌萎缩的方法：每天做几秒钟机体最大力量的20%～30%的锻炼。如做1秒钟肌肉最大肌力的50%锻炼则更有效。神经肌肉电刺激也可以预防或减轻肌无力和肌萎缩。

二、误用综合征

误用综合征是Hireschberg首先提出来的，即在康复治疗中使用错误的治疗方法而引起医源性的继发性损害。粗暴的关节被动活动、错误的康复方法、不适宜的刺激使肌张力增高、过早的步行训练等均可引起误用综合征，常见的有韧带、肌腱、肌肉等损伤，痉挛状态加重，过早步行等。

预防方法：科学地安排每日的训练量，少量多次，训练时间一般为每天1～2次，一次30～40分钟，每次训练之间应有充分的休息时间。训练量逐渐增加。重视康复各个阶段的治疗，早期应重视良好的姿位摆放，关节被动活动时手法应轻柔，注意训练量及强度，强调运动模式的恢复，避免片面追求肌力治疗。暂停误用综合征的原有训练，重新制订训练计划。恢复训练时须从小运动量开始。

三、过用综合征

过用综合征是Loveff在1915年首先提出来的，即过度劳累（overfatigue）及过度使用（overuse），常发生在神经系统疾病的恢复期或一些进展性疾病中。此时，患者本身、家属，甚至少数医务人员对疾病康复"急于求成"，使运动治疗的量、次数及强度超过了患者实际能承受的负荷，这样就会产生全身性疲劳及局部肌肉、关节损伤。

预防方法：为避免产生过用综合征，必须掌握患者的全身状况，遵循少量多次训练的康复原则，安排每日训练量。所谓少量多次训练，即保证每日训练3小时左右，每次训练之间应有充分的休息时间。训练量逐渐增加。同时，应给予患者、家属正确的指导，既要做到符合当前国际上倡导的强化训练的总量，又切忌产生负荷过度的不良影响。

第八节　疼　痛

一、概述

因脊髓受压而致的截瘫患者，常伴有不同程度的根性疼痛或局部疼痛。炎性病变所致的截瘫，如硬膜外脓肿、化脓性脊椎炎都有病变节段局部的疼痛，棘突有明显的压痛及叩击痛。其他压迫脊髓的病变，也往往压迫脊神经根，根性疼痛是较常见的症状。如脊膜下及脊膜外肿瘤，根性疼痛常为早期突出的症状，神经纤维瘤患者常较为显著。因肿瘤好发于脊髓背外侧，早期刺激脊神经后根，引起沿神经根分布区的放射性疼痛。开始时可限于一侧，逐渐扩展到对侧，病程中根性疼痛症状甚至可达10年。恶性肿瘤或转移性肿瘤的早期可有明显的根性疼痛症状，常伴有局部棘突的剧痛，患者可清楚地指出背部皮肤疼痛区，病变部位常有明显的叩击痛，随病情进展很快出现瘫痪。椎管狭窄、骨质增生、炎性病变、脊柱结核等均可出现根性疼痛。此外，损伤所致的截瘫，骨折局部可有严重的疼痛，常为自发性持续性疼痛，搬动时疼痛尤甚。马尾损伤亦有明显的疼痛。外伤所致的骨碎片、增生的骨痂、瘢痕压迫神经根均可造成持久的顽固性疼痛。

二、处理措施

对于瘫痪患者伴有疼痛时，首先应了解疼痛的性质、程度和部位，通过查体和X线片、磁共振成像（MRI）或CT检查找出疼痛的原因，寻找疼痛的规律，才能正确选择药物或非药物止痛方法，采取相应的措施，减轻或消除疼痛。对于慢性疼痛，更多应注意情绪和心理的因素；对于急性疼痛，可给予短期的药物治疗；对于无法缓解的个别病例，可采取手术治疗。

（一）非药物性止痛方法

1.物理止痛　应用冷、热疗法可减轻局部疼痛。此外，理疗（电疗、光疗、超声波疗、磁疗等）、按摩和推拿也是临床上常用的物理止痛方法。

2. **针灸止痛** 根据疼痛的部位，针刺相应的穴位，使人体经脉疏通、气血调和来达到止痛的目的。针灸止痛疗效显著，尤其对神经系统引起的疼痛，疗效甚至超过药物治疗，如神经性头痛、坐骨神经痛等。

3. **分散注意力** 分散患者对疼痛的注意力，以减少其对疼痛的感受强度，可采用的方法有：

（1）参加活动：组织患者参加有兴趣的活动，能有效转移其对疼痛的注意力，如唱歌、做游戏、看电视、阅读报纸和杂志、下棋、画画、轻松愉快的交流等。

（2）音乐：音乐是一种有效的分散注意力的方法。应注意根据患者既往听音乐的经历、民族、性别、年龄、文化、情趣、音乐的素养、目前的病情和心情选择合适的音乐。

（3）有节律的按摩：在患者疼痛部位或身体某一部分皮肤上做环形按摩。

（4）深呼吸：指导患者进行有节奏的深呼吸，用鼻深吸气，然后慢慢从口将气呼出，反复进行。

（5）引导想象：让患者集中注意力想象一个意境或风景，如春光明媚的假日、温暖的沙滩、柔和的阳光、蔚蓝的大海、翠绿的青山、茂密的森林等；或是一些以前经历过的令人愉快的场面，并想象自己正身处其中，可起到松弛和减轻疼痛的作用。

4. **减轻心理压力** 紧张、焦虑、恐惧或对康复失去信心等，均可加重疼痛的程度，而疼痛的加剧又反过来影响情绪，形成不良循环。家属、照顾者应以同情、安慰和鼓励的态度支持患者，设法减轻患者的心理压力。

（二）药物性止痛方法

1. **麻醉性镇痛药** 包括吗啡、可待因、哌替啶、芬太尼等。此类药物能提高患者的痛阈从而减轻或消除疼痛，主要用于疼痛的急性发作。但该类药具有成瘾性，须适当限制使用。

2. **非麻醉性镇痛药** 包括阿司匹林、醋氨酚、保泰松、吲哚美辛、布洛芬、酮咯酸等具有解热、镇痛、消炎的功效，临床上多用于解除中等程度的疼痛，如肌肉痛、神经痛、关节痛、痛经等。此类药物一般在疼痛发作时应用，要注意应定时、定量给药，并注意观察用药后的反应。

3.镇静催眠药　包括苯巴比妥、水合氯醛、地西泮（安定）等。这些药物易产生药物依赖和成瘾，应掌握用药的时间和药量，观察患者有无成瘾。

（三）手术治疗

有些病例因粘连、压迫等所致的疼痛，药物治疗无效者可行牵引或行手术以解除压迫。个别病例可行交感神经切断术、脊神经后根切断术及上胸部脊髓视丘外侧束切断术。

第九节　抑　郁

一、概述

瘫痪是多种原因所致的运动功能下降或丧失，是一种令人痛苦的病症，发病后给日常生活带来极大不便，在精神上造成沉重负担，患者多有悲观失望或急躁苦闷的情绪。而瘫痪往往又是一个恢复缓慢的过程，有些病因所致的瘫痪很可能难以恢复，甚至会日趋加重，这些都会增加心理负担。抑郁是负性情感增强的表现，患者自觉情绪低沉，整日忧心忡忡。轻症患者兴趣索然，无精打采，脑力及体力不足而不愿活动，进而愁容满面，双目含泪，自觉生不如死，愧不如人。严重的患者有忧愁的暴发，即患者由于找不到摆脱难以忍受的忧愁的出路，开始辗转不安，自觉对一切感到绝望，并可突然出现自杀意念及行为。

心理因素在发病及疾病恢复过程中占有重要地位。对瘫痪患者的心理护理，应是最早、也是最重要的护理。愉快、舒畅、充满信心地对待疾病，可能对神经系统、心血管系统功能协调有帮助；积极主动地进行肢体功能锻炼，从而改善全身的供血、供氧、增强代谢，有利于瘫肢的康复和减少合并症。

二、预防及处理措施

（一）抑郁的自我治疗

1.做最感兴趣的事　如果事业上没有获得成功，应想办法增进自己的技能，可从最感兴趣的事入手；或再寻找其他成功的机会。有计划地做些能够获得快乐和自信的活动，尤其在周末，譬如打扫房间、骑赛车、写信、听音乐、逛街等。另外，生活正常规律化也很重要。尽量按时吃饭，起居有规律，每天安排一段时间进行体育锻炼。参加体育锻炼可以改善人的精神状态，提高自主神经系统功能，有益于人的精神健康。

2. 广交良友　经常与朋友保持交往的人，其精神状态远比孤僻独处的人好得多，尤其在境况不佳时，"朋友是良医"。交朋友首先是可以倾诉衷肠的知心，还要结交一些饶有风趣、逗人发笑、使人愉快的朋友。养成与朋友经常保持接触的习惯，这样可以避免和医治孤独及离异感，减轻抑郁症状。

3. 避免服用某些药物　口服避孕药、巴比妥类、磺胺类药、利血平可引起抑郁症，应尽量避免使用。此外，多吃些富含维生素B和氨基酸的食物，如谷类、鱼类、绿色蔬菜、蛋类等，对于摆脱抑郁症也有裨益。

4. 制订一个切实可行的目标　这个计划要比较易于实现，需要的时间、精力比较少。比如，你的目标是"今年夏天学会游泳"。如何判断这个目标可行，例如，其一，你有好几个朋友都是一个夏天就学会了游泳，他们并不是运动天才；其二，你家不远有个游泳场，开设有游泳课程；其三，你有参加游泳课程所需的资金；其四，这个夏天你有充足的时间。

5. 对你的目标精确定义　只有目标明确，你才能判断是否达到了目标。否则，你总有办法对自己说："我失败了。"为了重新对生活充满信心，你需要成功的体验。因此，在实施这项行为治疗的过程中，要确保你会有一次又一次的成功，使你相信有能力做到你想做到的事情。所以，请精确定义你成功的标准。例如，"今年夏天学会游泳"，"今年夏天"是指2016年6～9月；游泳方式为蛙泳；怎样才算是学会？能不借助于任何辅助工具游100m。9月30日，你便可以依据这些标准检验你的目标是否达到了。

6. 将你的行动计划划分成足够小的步骤，确保你的计划一定可以完成　为你的目标制订一个详细计划，计划的每一步要达到的目标都足够小，以确定你一定可以做到。例如，你第一步的目标可能是：确定游泳课的上课时间。

（二）抑郁的饮食预防

当人们感到心情抑郁时，不妨也试试饮食调理。由于心情抑郁时大都有不同程度上的食欲减退，甚至出现厌食症状，对此在心理疏导的同时，用一些助消化药物，并注意食物的色、香、味以增强食欲，促进摄入热量，保证大脑活动所需。同时还应注意一些饮食习惯，如在进餐前不宜过度用脑，在进餐时不宜谈论不愉快的话题，在进餐后不宜立即参加体力劳动或剧烈运动。抑郁宜吃和忌吃食物见表2-2。

表2-2　抑郁宜吃食物和忌吃食物一览表

抑郁宜吃食物		抑郁忌吃食物	
名称	原因	名称	原因
山楂	顺气止痛, 可缓解胸腹胀痛	咖啡	含咖啡因, 过多摄入会使心情变低落
香蕉	含生物碱, 可振奋精神和提高信心	烟	可让抑郁暂时缓解, 但不宜常用
葡萄柚	含维生素C, 可提神醒脑	酒	大量喝酒不利于抑郁者身体健康
菠菜	富含叶酸, 可预防抑郁症	可乐	使身体呈现酸性体质, 不利健康
樱桃	含花青素, 可改善头痛、肌肉酸痛	炸油条	多食会造成身体不适, 加重抑郁
瓜子	富含可以消除火气的B族维生素和镁	汉堡包	易导致身体缺乏营养, 诱发疾病
大蒜	实验表明, 人吃了大蒜后不易发怒	炸鸡块	高热量、高油脂, 使抑郁者降低食欲
莲藕	能通气, 属顺气佳品	薯片	含有害的脂肪酸等物质, 不宜多食
花生	含有烟酸, 可缓解焦虑不安的情绪	方便面	含防腐剂, 多食会使味觉功能下降
萝卜	萝卜叶可行气, 生吃萝卜功效更佳	炸薯条	含反式脂肪酸, 多食易使人意志消沉
猪肝	富含锌, 可预防情绪不稳定	桂皮	性热助火, 抑郁者不宜多食

第十节　瘫痪伴高血压

一、概述

世界各国已公认高血压是脑血管病最重要的独立危险因素。无论出血性卒中还是缺血性卒中均与收缩压、舒张压和平均动脉压呈线性关系。据统计,高血压患者中20%～30%死于脑血管病。高血压患者患脑出血的机会是血压正常人群的7倍;心电图示左心室肥大的高血压患者,脑梗死危险性可增加9倍。尤其在脑血管病急性期,病情不稳定,偏瘫伴有高血压,更需要给予足够的重视。如为出血性病变,其危害更大,需要严格控制血压,加用降压药物,使血压维持在偏瘫前的低限水平为宜。如为闭塞性脑血管病变,要注意血压应维持在一定高度,以保证脑组织的血液供应。

近年来由于高血压的普查普治,脑血管病的发病率和死亡率均有明显下降。因此,长期而有效地控制高血压是预防脑血管病发生的有力措施。

二、护理措施

1. 生活方式干预 生活方式干预对降低血压和心血管危险的作用肯定,对任何高血压患者都是有效的治疗方法,所有患者都应采用。主要措施包括:减少钠盐摄入,每人每天食盐量逐步降至6g;经常进行体育锻炼,中等量,每周3～5次,每次持续30分钟左右;合理膳食,营养均衡;适量进食新鲜蔬菜和水果,避免大便秘结;控制体质量,腰围＜90cm(男性),＜85cm(女性);戒烟,彻底戒烟,避免被动吸烟;限制饮酒,每天饮用白酒50ml或葡萄酒100ml或啤酒300ml。

2. 药物治疗 观察所用降压药的疗效及副作用,注意食欲下降、恶心呕吐、头晕、耳鸣、鼻塞、口干、便秘、乏力、嗜睡、心率增快或减慢、出汗、关节疼痛、水肿、皮疹等症状的发生。还要警惕发生直立性低血压、电解质紊乱、肠麻痹、尿潴留等。对院外治疗的患者,讲解高血压及其治疗的有关知识,定期测血压,降压药品种更换及剂量增减要慎重,不可因症状好转即完全停药,而是要使血压维持在一个较安全的水平。

3. 肢体功能锻炼 偏瘫伴高血压时,早期进行肢体功能锻炼应慎重。在血压相对稳定时量力而行,循序渐进地锻炼瘫肢。恢复期及后遗症期的患者,服用降压药物时,应同时测量卧位及站立位时血压,以确定起立后有无明显的血压下降。患者应先从卧位慢慢坐起,停留数分钟后再以手扶床沿站起。这种方法可减轻低血压的反应,避免患者发生晕厥而摔伤。

第十一节 瘫痪伴糖尿病

一、概述

瘫痪多是由脑血管意外所致，而糖尿病又是脑血管病的一个危险因素。糖尿病与血管的粥样硬化关系密切，容易导致微血栓。糖尿病还可使脂肪代谢紊乱，体内脂肪分解加快，游离脂肪酸增加，胆固醇合成旺盛，引起高胆固醇血症和高脂血症，因而促成动脉硬化。脑血管病合并糖尿病者临床上很常见，高血糖和高脂血症则更多见。

二、护理措施

1.对患者及其家属讲解糖尿病的基本知识和治疗要求，掌握饮食治疗的具体措施，教会其检查尿糖及注射胰岛素的操作技术。

2.熟悉糖尿病患者饮食计算方法，按医嘱给予糖尿病患者饮食。原则上在限制总热量的前提下给予高蛋白、高维生素、低脂肪饮食。

3.戒烟。吸烟有害健康，尤其对有大血管病变高度危险的2型糖尿病患者。应劝诫每一位吸烟的糖尿病患者停止吸烟，这是生活方式干预的重要内容之一。

4.密切观察并掌握有关糖尿病酮症酸中毒、高渗性昏迷、低血糖昏迷及脑血管病昏迷的临床知识。注意患者的神志、瞳孔、呼吸、脉搏、血压的变化，应熟悉掌握血糖、血酮、尿糖、尿酮化验值，如有异常，及时与医生联系。

5.准确记录出入量，留取餐前半小时之内的尿液查尿糖，并做记录。饭前15分钟按医嘱注射胰岛素，应经常更换部位。严格控制和掌握好胰岛素及其他降糖药物的剂量。

6.注射胰岛素后严密观察有无低血糖反应，随时备好口服及静脉用的葡萄糖。

7.加强口腔和皮肤护理，以防皮肤、口腔感染。加强翻身和肢体活动，受压部位施以软垫，并按时给予局部按摩，预防肢体挛缩、关节僵硬及压疮。

8.对伴糖尿病性多发性神经病而疼痛者，给予镇痛药和多种维生素，辅以针灸、理疗。严格控制糖尿病是其根本性治疗措施。

9.谨防肺内及泌尿系感染。按压下腹部，使膀胱内残余尿尽量排出。如有尿潴留，在放置导尿管时严格无菌操作及会阴部清洁。瘫痪患者伴糖尿病时，如有感染则较难控制。

第十二节　瘫痪伴冠心病

一、概述

瘫痪往往与冠心病有同样的病理基础，如高血压、动脉粥样硬化、高脂血症、高凝血状态可能是两者共同的危险因素。冠心病如果出现心功能低下、心律失常、血流缓慢等易于形成附壁血栓，容易发生脑血栓和脑梗死。

二、护理措施

1.做好偏瘫患者的生活护理，按时翻身，瘫肢置于良肢位，并注意被动活动和按摩。搬动患者时动作应轻柔，嘱患者不可过分用力等。

2.合理膳食，低盐低脂饮食，限制食盐每日5g以下，少吃动物脂肪和胆固醇含量高的食物，如蛋黄、鱼子、动物内脏等，多吃鱼、蔬菜、水果、豆类及其制品。糖类食品应适当控制，不多饮浓茶及咖啡等。饮食不宜过饱，提倡少食多餐；保持排便通畅，防止便秘。

3.注意血压、脉搏的测量，遇有特殊变化及时与医生联系。

4.注意居室安静、舒适，室温稳定，过冷过热对于瘫痪及冠心病患者均不利。为保证患者休息和睡眠，限制探视。禁止在室内吸烟，以保持室内空气新鲜。

5.注意发现和处理各种类型的心绞痛、心律失常，改善心脏功能。严密观察所用药物的副作用，如头晕、头痛、乏力、支气管哮喘，以及恶心、呕吐、便秘等。

6.做功能锻炼要根据心脏情况，推迟锻炼时间，减少锻炼强度，以被动活动和按摩为主。

7.必要时实施心脏监护，常备缓解心绞痛的药物，如硝酸甘油片，以便应急服用。若持续疼痛或服药不能缓解，应立即送医院急诊。

第十三节　自主神经反射亢进

一、概述

自主神经反射亢进（automatic hyperreflexia，AH）又称自主神经反射失常（autonomic dysreflexia），是对在正常情况下仅产生轻微损害的刺激出现剧烈的自主神经反应（交感神经常占优势），是脊髓损伤特有的威胁患者生命的严重并发症，常见于胸6以上脊髓损伤患者。这是一个严重的、需紧急处理的、可能导致脑出血和死亡的并发症，患者可能出现高血压、心动过缓、多汗、面色潮红及头痛等阵发性症状。

自主神经反射亢进的主要诱因是对脊髓损伤平面以下麻痹区域刺激，特别是对骨盆内脏器官（膀胱、直肠等）的扩张。尿道内插入尿管时也可引起这一反射。

二、预防及治疗

（一）预防

最重要的是防止自主神经反射亢进的诱因。胸6以上的高位脊髓损伤患者，不要长期留置导尿管，否则容易诱发自主神经反射亢进。急性期要充分管理排尿、排便，就是没形成便秘等情况下也必须特别注意。

（二）治疗

1.立即抬高床头或取坐直位以降低颅内压力，并通知医生。

2.若血压高，则降低血压，可应用硝苯地平（心痛定）10mg舌下含服，必要时10～20分钟后重复应用。

3.使用利多卡因胶冻导尿或排空直肠，立即检查和排除一切可能的自主神经反射亢进的诱因。

第三章

居家护理

第一节　假肢、助行器应用指导

一、假肢应用指导

假肢，也称"义肢"，是供截肢者或肢体不完全缺损的肢体使用，以代偿缺损肢体部分功能的人工假体。它的主要作用是代偿失去肢体的部分功能，使截肢者恢复一定的生活自理能力和工作能力。

（一）上肢假肢

上肢是进行日常生活和精细运动的主要器官，所以上肢假肢的基本要求是外观逼真、功能良好、动作灵活、轻便耐用、方便穿脱。在应用假肢前，首先应对残肢局部进行评估，包括残肢有无畸形，皮肤是否完整、有无溃疡，创面是否感染、有无瘢痕、有无神经瘤，关节活动度是否受限及肌群肌力是否良好等。在安装假肢前如有上述情况应在医院加以解决后再使用假肢。

1.穿戴假肢（手）前的训练　当截肢手为利手时，首先要进行更换利手训练，从日常生活中最常做的动作开始，如取物品、洗脸、刷牙等，逐渐过渡到手指的精细协调动作训练，使另一侧手成为利手而替代失去的残手功能。

2.穿戴假肢（手）的训练

（1）首先教会患者认识假肢的名称和用途，然后指导患者学会穿脱和使用假肢。

（2）如果是前臂假肢，须教会患者前臂的控制和机械手的使用。

（3）如果是上臂假肢，则须指导患者除前臂和手的控制外，还有肘关节屈曲、开启肘锁和肩关节的回旋。

（4）如果是钩式能动手，还要指导患者抓控和释放动作的训练。

（5）最终再进一步指导患者日常的生活活动能力：洗漱、梳头、刮胡子、穿衣、吃饭、如厕、洗澡、做家务等。

（二）下肢假肢

下肢假肢的功能主要是承重、站立、平衡和步行。因此，下肢假肢的重要功能是要有合适的长度、良好的承重和生物力线，同时还要外观逼真、轻便耐用、易于操作，这样才能保证患者安装假肢后步态良好、步行平稳。在应用假肢之前应由医生对患者的身体进行综合评估，包括皮肤情况、残肢的畸形程度、长度的测量、残端的形状、关节活动度、肌力的情况和有无神经瘤等。

1.临时假肢的安装和康复训练 为帮助患者早日康复，近年来多主张早期（一般在截肢术后2周，拆线后）即可安装临时假肢。此类假肢是用石膏或其他可塑性材料制成接受腔，提前进行佩戴假肢的适应性训练，以促进残肢的早日消肿和早日定型。

主要的康复训练有穿脱训练、平衡训练、迈步训练、侧方移动训练和上下台阶及坡道训练。以上训练方法须在康复师和护士的指导后方可自行训练。

2.永久性假肢的安装和康复训练 通过临时假肢进行系统性训练后，残肢已定型良好，身体的平衡性、灵活性及步态均比较满意后，即可安装永久性假肢。一般是在应用临时假肢后2～3个月，具体根据医生给予的建议进行调整。

主要的康复训练有穿脱训练、起坐和站立训练、平行杠内训练、实用性动作训练等。以上训练方法须在康复师和护士的指导后方可自行训练。

二、助行器应用指导

助行器是辅助人体支撑体重，保持平衡和行走的工具，主要针对的是行走不稳的患者，如一侧下肢缩短、步态异常等。常用的助行器有手杖、拐杖和步行器。

（一）手杖

单足手杖：适用于握力较好，上肢支撑力较强的患者。

多足手杖：多用于平衡能力和肌力较差，或使用单足手杖不够安全的患者。

（二）拐杖

前臂杖：可单臂用也可双臂用，适用于握力较差、前臂力量不好但又不必使用腋杖的患者。

腋杖：适用于截瘫或严重外伤的患者，使用起来比较稳定。

各种拐杖见图3-1。

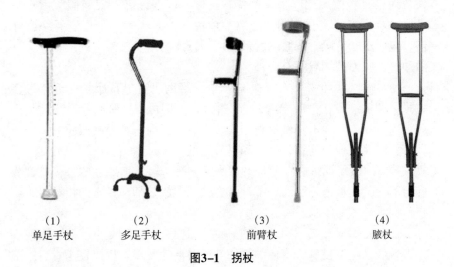

| （1）
单足手杖 | （2）
多足手杖 | （3）
前臂杖 | （4）
腋杖 |

图3-1　拐杖

温馨提示

◇　确定腋杖长度的方法是：身高−41cm＝腋杖的长度。

◇　站立时大转子的高度＝把手的位置。

（三）步行器

框架式助行器：其受力面积较大，因此稳固性能良好，便于支撑患者体重使其站立和行走。主要有固定型、交互型、两轮型步行器，步行车和截瘫助行器。

1.固定型步行器　适用于下肢损伤或骨折不能负重的患者。使用方法：双手提起两侧扶手同时向前置于地面代替患足，然后再迈健腿。

2.交互型步行器　体积小、无轮、可调节高度，适用于立位平衡差，下肢肌力较差的患者。使用方法：使用时先向前移动一侧，再移动另一侧，交替移动前行。

3.两轮型步行器 适用于上肢肌力差，单侧或整个抬起步行器都较困难的患者。使用方法：前轮着地，步行时向前推行。

4.步行车 一般四个轮，容易移动。适用于步态不稳的患者。使用方法：可直接把前臂放置在垫圈上前进，但要注意保持身体与地面的垂直，以防重心不稳而造成摔倒。

5.截瘫助行器 适用于第10胸椎或以下完全性截瘫或部分高位不完全性截瘫患者。使用方法：当患者重心转移时，在位于大腿矫形器内侧的互动铰链装置的作用下，瘫痪肢体能够前后移动。

见图3-2（1）～（4）。

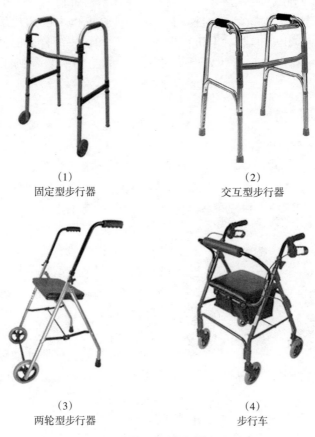

（1）
固定型步行器

（2）
交互型步行器

（3）
两轮型步行器

（4）
步行车

图3-2 步行器

第二节　矫形器应用指导

一、概述

矫形器，过去也称为夹板、支架或支具，是用于改变神经肌肉和骨骼系统的功能特性或结构的体外装置。对于瘫痪患者来说，由于神经系统的损伤很可能造成肌力低下、肌张力异常、运动控制障碍和深浅感觉障碍等问题，如在步行过程中存在足下垂、足内翻、足趾屈曲、膝屈曲和膝过伸等异常步行模式。使用矫形器的主要目的是针对患者异常运动模式和痉挛的控制、畸形的预防和矫正，尤其是发病早期合理地应用矫形器对于防止失用综合征和误用综合征的发生，促进运动功能和床上日常生活活动（ADL）能力的恢复起到了良好的作用。

二、应用指导

（一）上肢矫形器

1.手部矫形器（分指板）　通常由塑料制成。它将手指和拇指固定在外展位，主要用来训练手指分开和伸展，保持手指于正确位置。手部矫形器一般用于矫正偏瘫手痉挛患者的手指姿势，防止畸形；也可以防止指间关节挛缩变形、手的屈肌挛缩及偏瘫患者出现"钩形手"畸形。见图3-3。

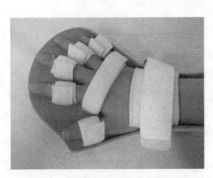

图3-3　手部矫形器（分指板）

2.腕手部矫形器　适用于桡神经麻痹引起的指伸肌屈曲痉挛。主要用于预防和矫正手部及腕关节的畸形。

穿戴注意事项：先将患者的腕部以手法矫正至功能位，在不伤害患者的情况下，尽量将患者的掌心向下五指伸平，穿入矫形器，要尽量穿到位，再将带子系好。

温馨提示

◇ 可在矫形器内垫一层纱布用以吸汗，但要注意保持纱布的干燥和卫生。

◇ 可以在带子与手指、手掌之间加一块用纱布或软布叠的小垫，以使带子可以更好地将矫形器固定在手上。

◇ 当矫形器内进水或出汗比较多时，要及时更换指托内的纱布或将矫形器内部擦干，以防伤口及手部皮肤被浸泡破损。

◇ 一般一次穿2小时左右脱下来休息10～15分钟，血液循环不良的患者一次穿1小时左右休息1次。

（二）下肢矫形器

1.足矫形器 适用于平足、内外翻足、糖尿病足、脚跟痛等，俗称为足垫（平足垫、横弓垫、足跟垫、补高垫等）。见图3-4。

穿戴注意事项：选一双运动鞋，将足垫垫入鞋中，再将患者的足部穿入鞋中即可。

温馨提示

◇ 如果患者所配的是全足垫，可将需垫足垫侧的鞋中的鞋垫取出来再垫足垫。

◇ 如果患者的足垫有补高，则需要配一双比平时所穿的鞋稍大一些的运动鞋。

2.踝足矫形器 适用于踝关节不稳定、跟骨内外翻和足尖下垂。

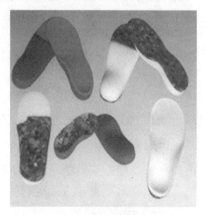

图3-4 足矫形器

穿戴注意事项：先将患者的足部以手法矫正至良肢位（踝关节处足底与小腿成90°）；再将患者的足部保持在良肢位的状态穿入矫形器（足托），足跟尽量穿到位；最后用手卡紧患者踝部，先将踝部的带子系好，再将小腿部位的带子系好即可。见图3-5。

温馨提示

◇ 如果下地行走须穿戴踝足矫形器时，需要自配一双比平时所穿的鞋大一到两号的、宽头、前面系带的运动鞋；穿鞋时将患侧鞋中的鞋垫拿出来或在健侧垫入鞋垫。

　◇ 穿戴踝足矫形器时，一般一次穿2小时左右脱下来休息10～15分钟，血液循环不良的患者一次穿1小时左右休息一次，以踝部被带子压出红痕消失为准；具体时间由康复师根据患者情况决定，请遵医嘱。

　◇ 夜间需要穿戴时，踝部的带子不要系得太紧。

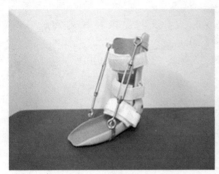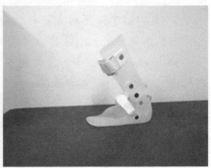

图3-5　踝足矫形器

第三节　轮椅应用指导

一、概述

　　轮椅对于肢体伤残者和行动不便人士来说不仅是代步工具，更重要的是能够使他们在借助轮椅的情况下进行身体锻炼并参与社会活动，因此，轮椅在瘫痪患者的康复中起着重要的意义和作用。

（一）轮椅的种类

　　1.普通轮椅　一般由轮椅架、车轮、刹车装置及座靠四部分组成。见图3-6（1）。

　　2.电动轮椅　在普通轮椅基础上，增加电子助力系统，使用者可通过控制装置自行驱动轮椅，减轻了使用者的体力消耗。见图3-6（2）。

　　3.特殊轮椅　包括站立式轮椅、躺式轮椅、单侧驱动式轮椅和竞技用轮椅等。

（二）轮椅的选择

　　1.座位高度　坐位下，膝关节屈曲90°，测量足跟至腘窝的距离，一般为40～45cm。座椅太高不宜推入至桌面下，座椅太低则患者

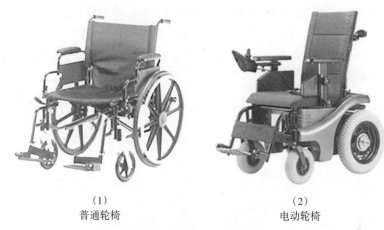

（1）
普通轮椅

（2）
电动轮椅

图3-6　普通轮椅与电动轮椅

的坐骨结节承受压力太大。

2.座位宽度　坐位下，患者两侧臀部最宽处的距离再加上5cm。座位太宽不宜坐稳，轮椅操纵者肢体容易疲劳；座位过窄则患者坐起不便，臀部及大腿组织容易受压迫。

3.座位长度　坐位下，臀部向后最突出处至小腿腓肠肌之间的距离再减去5～6.5cm。座位过短则体重会落在坐骨结节上，局部易受压；座位过长则会压迫腘窝处，影响局部血液循环而磨损皮肤。

4.扶手高度　坐位下，前臂平放于扶手上，测量椅面至前臂下缘的高度再加上2.5cm。如扶手过高，则上臂会被迫上抬，容易疲劳；扶手过低则患者须前倾上身才能维持平衡，不仅易疲劳，有时还会影响呼吸。

温馨提示

◇　脚托至少应与地面保持5cm的距离。

◇　为预防压疮，可使用靠垫和坐垫。

◇　对于特殊患者，可增加手柄摩擦面、车闸延伸、防震装置和轮椅桌等。

二、应用指导

自行推动轮椅的患者，除应熟练掌握在平地上自行推动轮椅的方法外，还要学会后轮平衡术，以方便上人行道，也可应用于上坡。方法如下：

（1）准备：头微后仰，上身挺起，手臂拉后，手肘屈曲，手指握紧后轮轮环，拇指按在轮胎上，然后轻轻向后拉起，接着急猛地向前推轮椅，小轮便会离地。

（2）保持平衡：轮椅前倾时，后仰上身，推动前轮环；轮椅后跌时，前倾上身，拉后轮环。

（3）推轮椅上坡时，患者面向上坡方向；推轮椅下坡时，应注意背部朝向下坡方向。见图3-7。

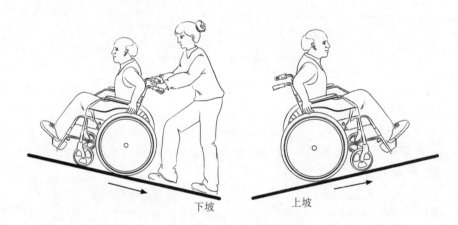

下坡　　　　　　　　　上坡

图3-7　轮椅上坡与下坡

温馨提示

✧ 长期坐轮椅的患者要注意防止压疮的发生，要定时观察患者身体承受体重压迫的主要部位：肩背（近肩胛骨外）、臀部两侧（股骨粗隆处）、臀部下方（坐骨结节处）和膝部后方。

第四节　日常生活自理辅助器具应用指导

一、概述

残疾者功能已有丧失，不能独立进行各种日常生活活动。为代偿其已丧失的功能，省力、省时地完成一些原来无法完成的日常生活活动,增加生活的独立性而设计的一些专门的器具或器械,称为日常生活自理辅助器具。其作用包括代偿肢体已丧失的功能以完成功能活动;代偿关节活动范围使活动更省力省时、简便;克服需要双手操作的困难;维持肢体和关节的支撑功能;代偿视、听功能。

二、应用指导

(一)进食自助具

1.筷子类　这种筷子适用于手指屈肌肌力存在而伸肌肌力低下,特别是第1、2指掌指关节伸展困难的患者。见图3-8。

2.勺类　患者手部关节屈曲活动严重受限而不能握勺时,可将勺柄加粗加以代偿。勺头稍弯可用于前臂旋前位的患者。见图3-9。

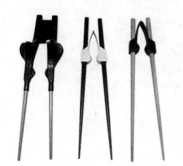
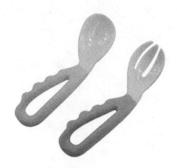

图3-8　筷子类　　　　　　图3-9　勺类

3.多功能固定带　又称万能袖带,适用于握力减弱或消失,手指屈曲功能受限的患者。也可以将勺、叉、梳子、牙刷、笔等物品的柄插入其中,起到固定作用。见图3-10。

4.水杯　双耳杯,适合单手稳定和协调性较差的患者使用;吸管固定器,适合协调能力较差的患者使用。见图3-11。

5.防滑垫和盘挡　对于一侧上肢能力低下的偏瘫患者,餐桌上应放置有防滑垫,或碗和盘子底部安装吸盘固定,在盘子边缘一侧加用盘挡,防止用勺取饭菜时将菜推出器皿。见图3-12。

(二)更衣自助具

1.穿衣自助具　包括穿衣棍、系扣钩和魔术扣。魔术扣可以代替T恤衫、外衣的纽扣,适合于手指不灵活者穿衣。见图3-13。

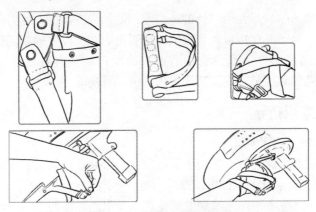

图3-10　各种多功能固定带

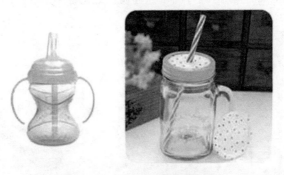

图3-11　双耳杯、吸管固定器

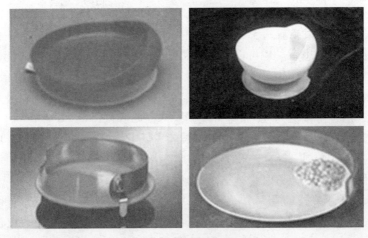

图3-12　防滑垫和盘挡

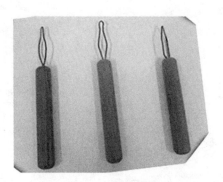

图3-13　穿衣自助具

2.穿鞋袜自助具　包括穿袜用具、穿鞋用具和弹性鞋带。如弹性鞋带，穿鞋时能方便松开和收紧，不必时常松紧系扣。

（三）个人卫生自助具

常用的有长柄发梳和牙刷、指甲刷、轮椅式便池、加高坐厕板等。将梳子或牙刷上绑上条形物柄即可，适合于上肢关节活动受限者使用。如轮椅式便池，坐位铺有软垫，下方有便盆，须入厕时可移开座位上的木板，座位下的便盆即可使用。见图3-14。

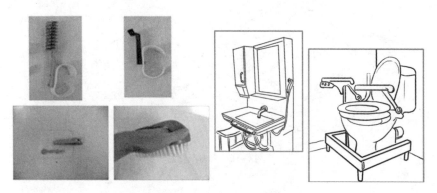

图3-14　个人卫生自助具

（四）写字用自助具

对于捏握功能丧失或手指屈曲功能受限的患者，写字用自助具可帮助其完成握笔，这是写字的第一步。见图3-15。

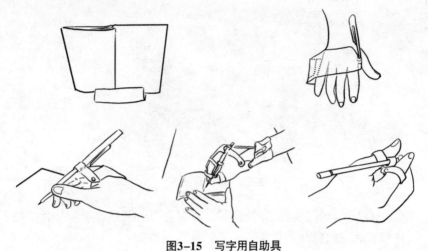

图3-15　写字用自助具

（五）厨房劳动自助具

对于偏瘫患者只能用一只手进行食品加工时，可以在切菜板上进行各种设计，以方便其完成剥皮、切片、切丝等菜品的加工动作。见图3-16。

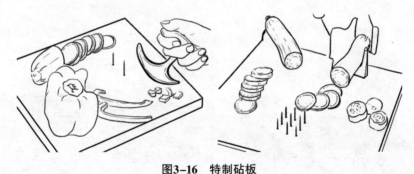

图3-16　特制砧板

第五节　良肢位摆放技术

一、概述

良肢位是指躯体、四肢的良好体位，具有防畸形，减轻症状，使躯干和肢体保持在功能状态的作用。偏瘫发生后随着时间的延长，可引起肩关节半脱位、肩疼痛、关节肌肉挛缩、足内翻下垂等偏瘫肢体并发症，严重影响患者的日常生活能力，给家庭和社会带来沉重的负担。这种良肢位能使偏瘫后的关节相对稳固，可有效预防上肢屈肌、下肢伸肌的痉挛。它是康复工作中的重要部分，应根据疾病的种类及疾病的发展阶段，协助并指导患者采取正确的体位。良肢位摆放包括患侧卧位、健侧卧位、仰卧位和床上坐位。

二、良肢位摆放技术

（一）患侧卧位

患侧肢体在下方，健侧肢体在上方的侧卧位，见图3-17。

1.患侧上肢　肩和肩胛骨向前伸，前臂外旋，使肘和腕伸展，手心向上，手指伸开，手中不宜放任何东西。

2.患侧下肢　健肢在前，患肢在后，患侧髋关节略后伸，膝关节略屈曲，放置舒适位，稍稍被动背屈踝关节90°，防止足下垂的发生。

3.健侧上肢　放在身上或后边的软枕，下肢髋、膝关节屈曲，由膝至脚部用软枕支持，避免压迫患侧下肢肢体。

注意事项：患者头下给予合适高度的枕头，躯干稍向后旋转，后背要用支撑物支持，避免偏瘫侧肩部过多承受身体压力引起肩部疼痛及关节的损伤。

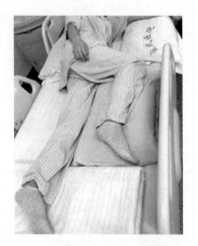

图3-17　患侧卧位（左侧患肢）

（二）健侧卧位

健侧肢体在下方，患侧肢体在上方的侧卧位，见图3-18。

1.患侧上肢　肩向前伸，肘和腕关节保持自然伸展，手心向下自然伸展，胸前放一软枕，使肩和上肢保持前伸。

2.患侧下肢　髋和膝关节尽量前屈90°，稍稍被动背屈踝关节，患侧膝关节和小腿下可垫一枕头。

3.健侧下肢　可自由舒适地放置。

注意事项：患侧踝关节不能在枕头边缘处内翻，防止足内翻下垂。

（三）仰卧位

面朝上的卧位，见图3-19。

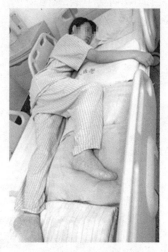

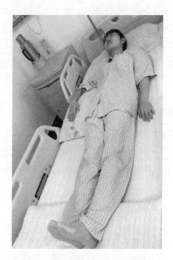

图3-18　健侧卧位（右侧患肢）　　　图3-19　仰卧位（右侧患肢）

1.患侧上肢　在肩下面垫一软垫，使肩部上抬前挺，上臂外旋稍外展，肘、腕关节伸展，掌心向上，手指伸展略分开，拇指外展。

2.患侧下肢　在髋部下面垫一软垫，髋关节稍向内旋，膝下可垫一小枕微屈并向内，踝关节背曲，足尖向上。

注意事项：患侧下肢外侧放一枕头，以防下肢外旋；足底不要垫物，不要使用过高的枕头；头部不要有明显的左右偏斜，可以稍偏向患侧。

（四）床上坐位

使患者的躯干保持端正，见图3-20。

（1）床铺尽量平，患者背部给予多个支撑物垫实，达到直立坐位的姿势。

（2）头部不要固定，能自由活动。

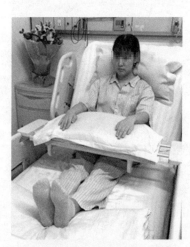

图3-20　床上坐位

（3）髋关节屈曲近90°，重量均匀分布于臀部两侧。

（4）放在一张可调节桌上，上置一枕头，使患侧肘及前臂放在枕头上。

注意事项：尽量保持躯干伸直。

温馨提示

◇　仰卧位容易激发异常反射活动，加重患者上肢的屈肌和下肢的伸肌痉挛，尽量缩短仰卧位的时间，可以和其他体位交替使用。

◇　床上坐位难以使患者的躯干保持直立，容易出现半卧位姿势，助长躯干的屈曲，也容易引起压疮，应尽量避免这种体位。

◇　患者有去骨瓣减压窗、伤口、压疮、烧伤、骨折部位，应尽量避免压迫，选择合适的卧位。

第六节　瘫痪患者肢体功能锻炼

一、概述

瘫痪（paralysis）是随意运动功能的减低或丧失，是神经系统常见的症状。瘫痪是上、下运动神经元，锥体束及周围神经病变所致，肌肉本身病变也会导致肌无力。功能锻炼是瘫痪患者在恢复期进行的一些锻炼项目，同时决定着瘫痪肢体的康复进程，对全身各系统的功能也发生着有利的影响，也可以防止肢体及关节发生挛缩畸形，鼓励和辅导患者进行功能锻炼，是瘫痪患者护理的重点。早期瘫痪肢体功能训练方法简单，效果也较明显，患者及其家属容易接受，宜于在我们日常护理工作中推广应用。

二、肢体功能锻炼方法

1.保持肢体功能位　瘫痪肢体的手指关节应伸展，肘关节应伸展，上肢肩关节稍外展，避免关节内收。避免伸髋、伸膝关节；为了防止足下垂，应使踝关节稍背屈；为防止下肢外旋，要在外侧部放枕头或一些其他支撑物。功能锻炼是运动疗法的一种，可利用器械进行，有利于运动器官功能恢复。见图3-21。

2.加强瘫痪肢体的锻炼　包括肢体按摩、主动和被动活动，以及坐

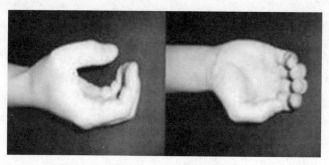

图3-21　功能位

起、站立、步行锻炼等。

（1）当患肢一点也不能动时，由他人帮助按摩和活动肢体。按摩应轻柔、缓慢进行，避免过度牵拉造成肌肉、关节和韧带的损伤。每个动作3～5秒，以3～5次为宜，活动顺序由大关节到小关节，幅度从小到大来牵伸挛缩的肌腱和关节周围组织，活动量要逐渐增加，手法也要由轻到重。若肢体已有挛缩，应在按摩后做被动运动，活动范围也要适度。见图3-22。

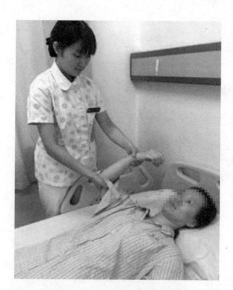

图3-22　他人协助活动肢体

（2）当患肢已能做一些主动运动时，鼓励患者在可能的范围内活动肢体，但被动运动仍不可缺少。练习仰卧伸手、抬脚、大小关节屈伸转动，并进一步训练手的精细动作如抓握、捻动、扣纽扣、用匙筷、翻书报等以提高生活技能。结合语言康复训练，讲话时应使用简短易懂话语，清楚缓慢，给予充分的时间回答问题。根据患肢好转的程度，逐步增加主动运动量，最后达到完全靠主动运动进行锻炼。做主动运动锻炼时，应注意保护，防止出现坠床及跌伤等意外。见图3-23。

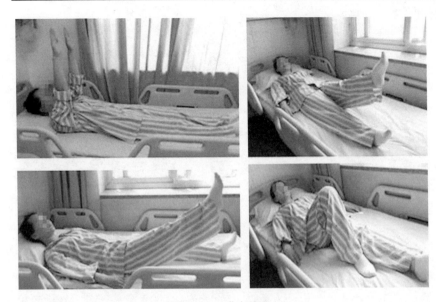

图3-23　自主练习

（3）患者自己也可用健康肢体帮助活动患肢，如右侧偏瘫者用左手活动右上肢。见图3-24。

（4）瘫痪有好转时，患者要积极主动地锻炼日常生活技能，完成一些力所能及的事情，如洗脸、穿脱衣服、吃饭等。在能力范围内，可以锻炼一些难度较大的运动，如向侧方转移、坐起、站立等。将患者的双臂钩住两家属的头颈，再由家属帮助搬动患腿，跨步时膝关节要伸直，身体挺直。在锻炼过程中，家属要给予正确的指导和热情的

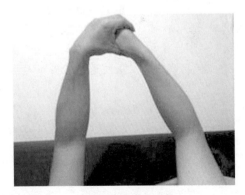

图3-24　活动患肢

帮助，鼓励和表扬患者的进步，增强他们的信心。锻炼时间一般每日3次，活动量逐日增加，从3人协助活动到1人协助活动，最后独立行走。见图3-25。

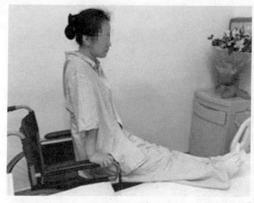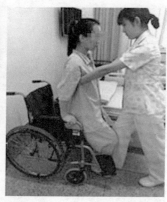

图3-25　锻炼日常生活技能

温馨提示

✧ 开始锻炼时，活动量要小，持续时间要短，循序渐进，以患者不出现头晕、气短、出汗为原则，运动和休息适当交替进行。在运动中若出现任何不适，应中止锻炼。

✧ 患者往往有高血压和全身性血管硬化病变、冠心病、心血管并发症、摔伤和骨折、血栓性静脉炎、继发性肺梗死、急性期消化道出血等，在锻炼中应密切观察心脑血管反应及危险因素的存在及预防。

✧ 锻炼时，衣着要合身，以免影响循环和活动。

✧ 也可请专业医生帮助制订功能锻炼方案，并配合针灸等治疗，有条件的可在医院进行专业的康复治疗和训练。

第七节　体位转换技术

一、概述

体位转换是指通过一定的方式改变身体的姿势或位置。规范的体位转换护理是促进血液循环，预防产生压疮、肺部感染、静脉血栓形成等并发症十分重要而有效的措施。

二、体位转换技术

体位转换技术包括床上翻身、卧位转换成坐位、床与轮椅的转换、轮椅与座便器的转换和立位转换。

（一）床上翻身

（1）左膝屈曲：见图3-26。

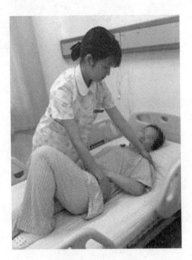

图3-26 步骤（1）

（2）双手握住床挡：见图3-27。

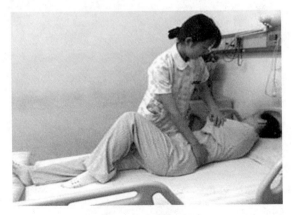

图3-27 步骤（2）

（3）家属一手置于患者肩背部，另一手置于患者腰部。患者双手水平拉床挡，同时左脚稍用力蹬床面，见图3-28。

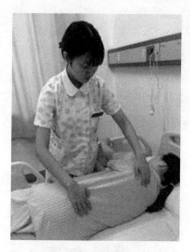

图3-28 步骤（3）

（4）家属用力和患者一起向右轴线翻身。见图3-29。

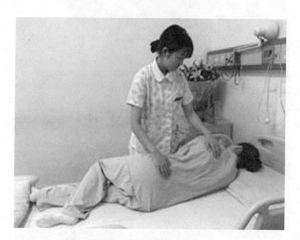

图3-29 步骤（4）

（二）卧位转换成坐位

1.独立坐起

（1）偏瘫患者独立从健侧坐起：见图3-30（左健侧）。

①患者健侧卧位，患腿跨过健腿。

②用健侧前臂支撑自己的体重，头、颈和躯干向上方侧屈。

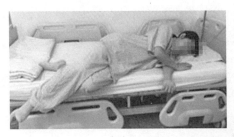
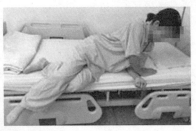

（1） （2）

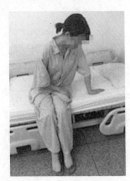

（3）

图3-30 从健侧坐起

③用健腿将患腿移到床缘下。

④改用健手支撑，使躯干直立。

（2）偏瘫患者独立从患侧坐起：见图3-31（左患侧）。

①患者患侧卧位，用健手将患臂置于胸前，提供支撑点。

②头、颈和躯干向上方侧屈。

③健腿跨过患腿，在健腿帮助下将双腿置于床缘下。

④用健侧上肢横过胸前置于床面上支撑，侧屈起身、坐直。

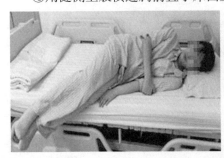
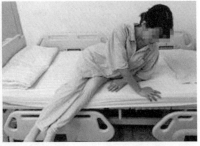

图3-31 从患侧坐起

2.协助坐起

（1）患者成仰卧位，双上肢置于身体两侧，双臂肘关节屈曲支撑于床面，家属站在患者侧前方，以双手扶托患者双肩并向上牵拉。

（2）嘱患者利用双肘的支撑抬起上部躯干后，逐渐改用手掌撑住床面，支撑身体坐起。见图3-32。

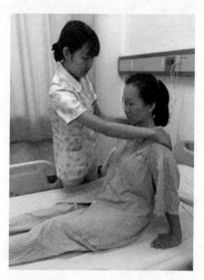

图3-32　一人协助坐起

（三）床与轮椅的转换

方法一：

（1）将轮椅推至患者的健侧床旁，与床成45°角，椅背与床尾平齐，椅面面向床头，关闭轮椅手闸，翻起脚踏板。

（2）家属面向患者站立，双膝微屈，腰背挺直，双足放于患者的患足两侧，用自己的膝盖抵住患膝，以防患膝倒向外侧。

（3）家属一手从患者的腋下穿过放在患侧肩膀上，并将其患侧手臂放在自己的肩膀上，另一手托另一侧，使其前倾后至臀部离开床面站立。

（4）协助患者坐于轮椅上。

方法二：

（1）家属站在患侧，用同侧手穿拇指握法握住患手，另一手托住患侧肘部。见图3-33。

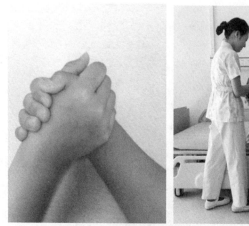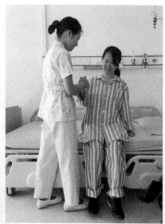

图3-33　同侧手握患手，另一手托患侧肘部

（2）患者患足放于健足稍后方，健手放于轮椅远侧扶手上，两人一起用力站起，然后转动身体，使背部靠向轮椅。见图3-34。

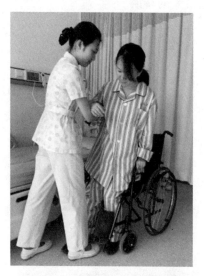

图3-34　健手扶轮椅，靠向轮椅

（3）家属协助患者慢慢坐于轮椅中，见图3-35。

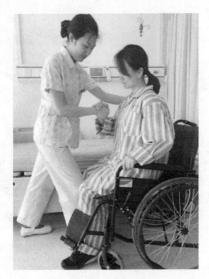

图3-35　坐回轮椅

（四）轮椅与座便器的转换

（1）患者坐于轮椅中，正面靠近座便器，两者之间留有空间，家属站在患者行动不便侧，面向患者，同侧手穿拇指握法握住患手，另一手托患肘。见图3-36（1）。

（2）患者另一手扶住轮椅，借助家属站起，然后患者扶住座便器旁的扶栏上。见图3-36（2）。

（3）家属和患者一起移动转身，直到患者双腿的后侧接近座便器。见图3-36（3）。

（4）脱下裤子，家属协助患者向后、向下坐于座便器上。

（五）立位转换

1.扶持步行　家属站在患者偏瘫侧，手握住患侧的手，另一手放在患者腰部，与患者一起缓缓向前步行。见图3-37。

2.上楼梯

（1）偏瘫患者上楼梯：见图3-38。

①健手扶住扶栏，家属站在患者的患侧后方，一手协助控制患侧膝

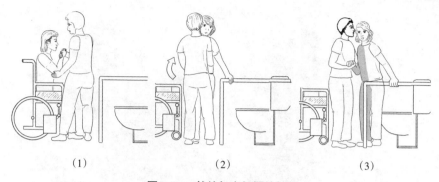

（1） （2） （3）

图3-36 轮椅与座便器的转换

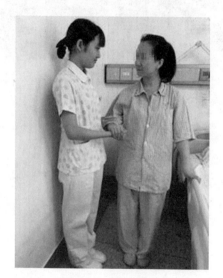

图3-37 扶持步行

关节，另一手扶持健侧腰部，帮助患者将重心移至患侧，健足先上第一个台阶。

②重心前移于健侧下肢，家属一手固定患者腰部，另一手协助患足抬起，将患足置于高一层台阶。

（2）截瘫患者上楼梯：使用双拐上楼梯：可采用后退法上楼梯，患者背对楼梯，在离楼梯最低一级台阶数厘米处站立，双拐向后置于上一级台阶，撑住双拐，把双脚提上台阶，站稳。见图3-39（1）～（4）。

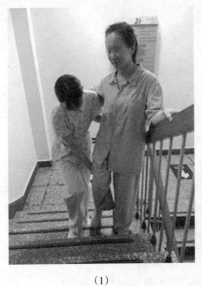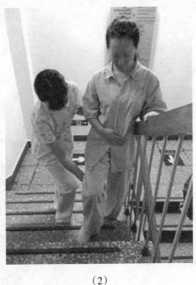

(1)   (2)

图3-38　偏瘫患者上楼梯

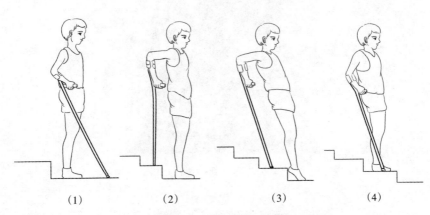

(1)   (2)   (3)   (4)

图3-39　截瘫患者上楼梯

3.下楼梯　健手扶住扶栏，家属站在患侧，患侧先下一台阶，家属一手置于患膝上方，稍向外展方向引导，协助完成迈步；另一手置于健侧骨盆处，用前臂保护患侧腰部，并将其身体重心向前移动。健足下第二台阶时，家属保持原位，另一手继续将骨盆向前推移。见图3-40。

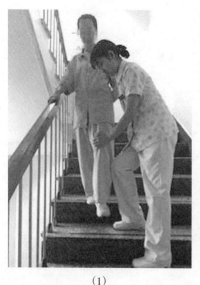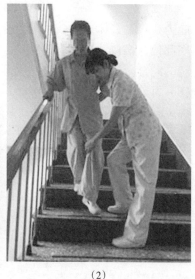

（1）　　　　　　　　　　　　　　（2）

图3-40　下楼梯

温馨提示

◇ 根据需要选择适当的体位转换方法。

◇ 转换过程中动作协调、轻稳，不可拖拉，并鼓励患者尽可能发挥自己的能力。

◇ 转换后确保患者舒适、稳定、安全，并保持肢体的功能位。

◇ 尽量让患者独立完成体位转换，被动转换作为最后的选择。

◇ 残疾较重和认知障碍患者，不要勉强进行独立转换活动。

第八节　两人及三人轴线翻身法

一、两人轴线翻身法

轴线翻身就是头肩部和腰、腿保持在一条线上翻身，同时同向翻动，不能有扭动。两人轴线翻身法操作的目的为协助颅骨牵引、脊椎损伤、脊椎手术、髋关节术后的患者在床上翻身，预防脊椎再损伤及关节脱位，预防压疮，增加患者舒适感。评估要点包括了解患者病情、肢体活动能力、年龄、体重、肢体活动能力、意识状态及配合能力，观察患者损伤部位、伤口情况和管路情况，告知患者翻身的目的和方法，以取得患者的配合。步骤如下：

（1）固定床轮，妥善安置导管，必要时将患者盖被折叠至床尾或一侧，嘱患者仰卧，移去患者枕头，松开被尾。

（2）两位操作者站于患者同侧，将患者平移至操作者同侧床旁。

（3）嘱患者双手臂环抱于胸前，双腿屈曲（若四肢活动障碍的患者应协助其摆放体位）。

（4）患者无颈椎损伤时，可由两位操作者完成轴线翻身。第一位操作者将双手分别置于肩部、腰部，第二位操作者将双手分别置于腰部、臀部，使头、颈、肩、腰、髋保持在同一水平线上，翻转至侧卧位。

（5）将一软枕放于患者背部支持身体，另一软枕放于两膝之间并使双膝呈自然弯曲状。见图3-41。

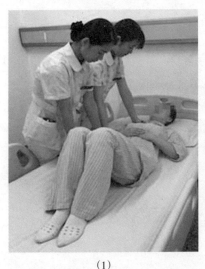
（1）

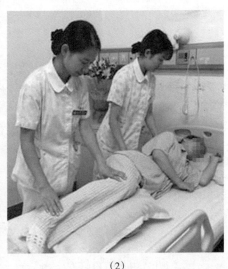
（2）

图3-41　两人轴线翻身法

二、三人轴线翻身法

三人轴线翻身法操作的目的同两人轴线翻身法。评估要点：须评估患者有无颈椎损伤，其余同两人轴线翻身法。步骤如下（见图3-42）：

（1）固定床轮，妥善安置导管，必要时将患者盖被折叠至床尾或一侧，嘱患者仰卧，移去患者枕头，松开被尾。

（2）两位操作者站于患者同侧，将患者平移至操作者同侧床旁。

（3）嘱患者双手臂环抱于胸前，双腿屈曲（若四肢活动障碍的患者应协助其摆放体位）。

（4）患者有颈椎损伤时，第一位操作者固定患者头部，沿纵轴向上略加牵引，使头、颈随躯干一起缓慢移动；第二位操作者将双手分别置于肩部、腰部；第三位操作者将双手分别置于腰部、髋部，使头、颈、肩、腰、髋保持在同一水平线上。其中一人发布口令，三人同步翻转。

（5）将一软枕放于患者背部支持身体，另一软枕放于两膝之间并使双膝呈自然弯曲状。操作中应密切观察病情。

注意事项：

（1）翻转患者时，应注意保持脊椎平直，以维持脊柱的正确生理弯度，避免由于躯干扭曲加重脊柱骨折、脊椎损伤和关节脱位。翻身角度不可超过60°，避免由于脊柱负重增大而引起关节突骨折。

（2）患者有颈椎损伤时，勿扭曲或旋转患者的头部，以免加重神经损伤引起呼吸肌麻痹而死亡。固定头部的操作者很重要，要有技巧。

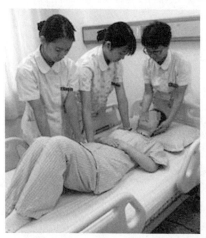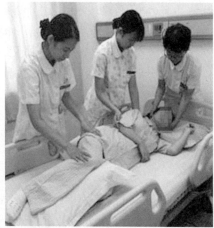

图3-42　三人轴线翻身法

（3）翻身时动作要一致，三人时保持头部和躯干成一条直线，不可扭转、屈伸颈部。

（4）为手术后患者翻身时，应检查敷料有无脱落，如分泌物浸润敷料应先更换再翻身。

（5）密切观察病情变化，特别是呼吸变化，谨防呼吸骤停。

（6）颈椎和颅骨牵引者，翻身时不放松牵引。

（7）石膏固定或伤口较大的患者，翻身后应将患处放于适当的位置，防止受压。

（8）翻身时注意为患者保暖并防止坠床，避免拖拉，观察全身易受压部位皮肤情况，并记录翻身卡。

（9）倾听患者主诉，注意沟通、交流。

特殊情况的患者更换卧位时的注意事项：

（1）对有各种导管或输液装置者，应先将导管安置妥当后仔细检查，保持导管通畅。

（2）颈椎或颅骨牵引者，翻身时不可放松牵引，应使头、颈、躯干保持在同一水平位翻动。翻身后注意牵引方向、位置及牵引力是否正确。

（3）颅脑手术者头部不可剧烈翻动，应取健侧卧位或平卧位。在翻身时要注意，以免引起脑疝，压迫脑干，导致患者死亡。

（4）如有石膏固定者，为防止受压，翻身后应注意患处位置及局部肢体的血运情况。

（5）手术后患者翻身时，应先检查敷料是否干燥、有无脱落，如分泌物浸湿敷料，应先更换敷料并固定妥当后再翻身，翻身后注意伤口不可受压。

第九节　呼吸训练技术

一、概述

呼吸包括腹式呼吸和胸式呼吸两种方式，由膈肌、肋间肌、腹肌三组肌肉在颈、胸神经的支配下完成。常须在脊髓损伤急性期开展呼吸训练，原因在于呼吸道分泌物增多而无法排出，容易发生肺部感染和肺不

张。为增加肺活量，清除呼吸道分泌物，保证呼吸道通畅，应每天进行
2次以上的呼吸训练。

二、呼吸训练方法

（一）体位引流

有规律地定时翻身对于防止分泌物滞留在肺下垂部位有重要作用，即使微小的体位改变也可让患者感到舒服且能防止分泌物潴留。在保持脊柱稳定和患者能承受的条件下，选用仰卧、侧卧和俯卧位，伴有头部抬高或降低，通过重力作用将特殊肺段中的分泌物引流出来。见图3-43。

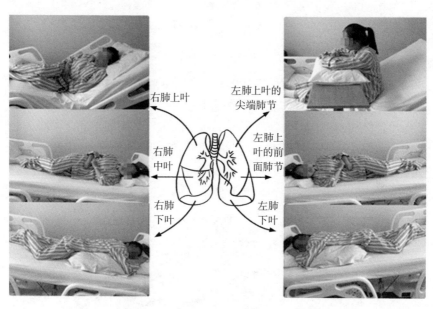

图3-43　体位引流

（二）吸气训练

第1胸椎以上损伤时，膈肌功能减退、肺活量下降、呼吸变浅。呼吸锻炼应从缓慢、放松的腹式呼吸开始。训练时操作者将两拇指指腹或手掌置于上腹部的膈上，让患者注意力集中在该处，缓慢地由鼻尽量深吸气，然后操作者轻微地压迫上腹部使膈肌上移。见图3-44。

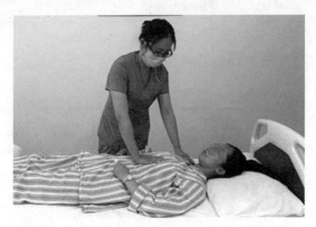

图3-44　吸气训练

（三）呼气训练

　　腹肌部分或完全麻痹的患者不能进行有效呼气，需要辅助患者完成有效的呼气。训练时操作者两手尽量张开置于胸廓上，于呼气过程中始终给予持续压迫，同时每次呼气时要将手的位置按胸廓下部、中部、上部变换着给予压迫。操作时注意两手要紧紧压迫，同时要尽力使呼气时间延长。见图3-45。

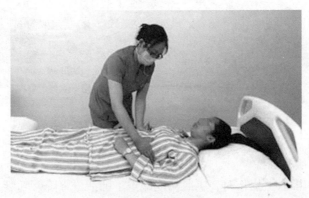

图3-45　呼气训练

（四）上臂上举呼吸训练

操作者把一只手和前臂放在肋弓上方，用力下压固定胸壁，不要压肋弓缘；让患者双上肢举过头顶，同时深吸气，双上肢下移时呼气；训练时要防止下端肋骨向上移动；上肢不能主动上举者，可进行被动上举上肢的呼吸训练。见图3-46。

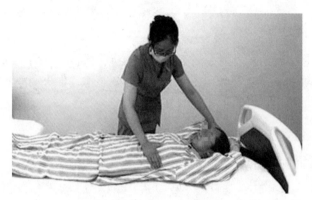

图3-46 上臂上举呼吸训练

（五）缩唇呼吸运动

由鼻深吸气直至无法吸入为止，稍屏息1～2秒，缩唇，如吹口哨样，由口缓慢呼出，吐气时完全排空。延长呼气时间，提高呼吸肌肌力。每天6～8次，每次10分钟。类似运动如吹蜡烛、吹动纸片、吹气球等。见图3-47。

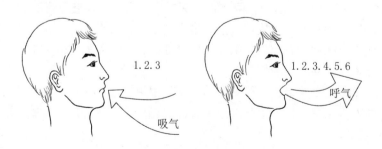

图3-47 缩唇呼吸运动

（六）随意呵欠运动

进行故意呵欠动作，每5～10分钟1次，使持续吸气5秒，帮助控制呼吸频率，使更多的气体进入肺部。每2小时进行4～5次。

第十节　有效咳嗽训练术

一、概述

咳嗽是一种防御反射，属于呼吸道的自我保护，有助于保持呼吸道的清洁和通畅，减轻呼吸压力。为达到有效咳嗽，促进痰液咳出，必须进行适当的准备，并采取正确的方法。

二、有效咳嗽训练术

（一）咳嗽准备

保持环境舒适、洁净，室内定时通风，每日1～2次，每次15～30分钟。室温为18～25℃、湿度以50%～60%为宜，尽量减少烟尘等对呼吸道黏膜的刺激；充足休息，减少机体能量的消耗；适当饮水，每日1500 ml以上，维持呼吸道黏膜湿润，降低痰液黏稠度；足够营养，提供足够的热量、蛋白质与维生素，满足机体消耗的需要；舒适体位，在能耐受的范围内尽可能取坐位或半坐位，以增加腹压，减低胸部压力。

（二）有效咳嗽方法

1.轻度咳嗽、咳痰者　先缓慢深呼吸5～6次，吸气后稍屏气3～5秒；然后躯干略向前倾，两侧手臂屈曲，平放在两侧胸壁下部，内收并稍加压；咳嗽时腹肌用力收缩，腹壁内陷，一次吸气，可连续咳嗽三声；停止咳嗽并缩唇，将剩余气体尽量呼尽；再缓慢吸气或平静呼吸片刻，准备再次咳嗽的动作。

2.有痰无力咳出者　可用右手示指和中指按压总气管，以刺激气管引起咳嗽或用双手压迫上腹部或下腹部，以加强膈肌反弹的力量，帮助咳嗽、咳痰。

第十一节 手法叩背技术

一、概述

手法叩背技术是指通过用手叩击胸背部，借助外力震动促使附着在气管、支气管、肺内的分泌物松动，以利其排出的方法。实施时选择坐位，如不耐受或因某些治疗限制，可选择侧卧位，并且宜在进食饮水前30分钟完成或是在进食后2小时、饮水后30分钟进行。有条件时可进行叩前肺部听诊。

二、手法叩背技术

1.叩击时间　不宜超过30分钟，以15～20分钟最佳，1～3分钟也可。

2.叩击方向　背部从下部（第十肋间隙）、胸部从下部（第六肋间隙）向上部叩击，从外部向内部叩击。注意避开乳房和心前区。

3.叩击范围　依据病情而定。如果整个肺野都要叩击，应从影响最大的肺叶或肺野开始，通常是从肺下叶开始。

4.叩击力度　力度适中，以不引起疼痛、皮肤不发红为宜。

5.叩击频率　单手叩击60～80次/分，双手叩击120～180次/分。

6.叩击方法　操作者将手固定成背隆掌空状，即背隆起，手掌中空，手指弯曲，拇指靠示指，有节奏地从肺底自下而上，由外向内敲打，利用腕关节的力量在病变部位由外周向肺门方向，有节奏地、均匀地叩击。叩击时发出一种"空空"声而非"啪啪"声表明手法正确。见图3-48。

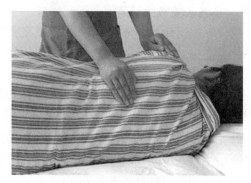

图3-48 手法叩背

第十二节　上、下肢关节活动范围被动维持技术

一、概述

关节活动度（range of motion，ROM）或关节活动范围是指一个关节的运动弧度。关节活动度是衡量一个关节运动量的尺度。

（一）关节活动范围的分类

关节活动度分为主动关节活动度和被动关节活动度。因此，关节活动度测量亦有主动和被动关节活动度测量之分。

1.主动关节活动范围（active range of motion，AROM）　是指关节运动通过人体自身的主动随意运动而产生。因此，测量某一关节的AROM实际上是考查被检查者肌肉收缩力量对关节活动度的影响。

2.被动关节活动范围（passive range of motion，PROM）　是指关节运动时通过外力如治疗师的帮助而产生。正常情况下，被动运动至终末时产生一种关节囊内的、不受随意运动控制的运动。因此，PROM略大于AROM。

（二）关节活动范围的锻炼目的

增强患者肢体肌肉力量，恢复被损伤的运动功能、心肺功能、促进脑功能的恢复，防止瘫痪肢体的畸形和挛缩。

（三）关节活动范围的运动强度

开始运动时，要有医护人员或家属监护，运动时最高心率控制在100次/分以下。在恢复后期，根据病情与体能恢复情况，运动时最高心率可达到100～120次/分。

（四）关节活动范围的运动种类和练习次数、时间

偏瘫患者的被动运动，一般在疾病急性发作后2周内，严格卧床休息，减少活动。疾病急性期之后不再反复，患者肢体完全瘫痪或仅有微弱动作，即可进行被动的医疗体育活动。早期的被动运动是防止严重运动障碍和肌肉萎缩的重要手段。

二、关节活动范围被动维持技术

（一）上肢关节活动范围被动维持技术

1.肩部运动

（1）屈曲和伸展：帮助者一手扶患者上臂，一手握患者手腕，将手臂慢慢举高（指向天花板）→将手臂继续向床头移动，至有"紧"的感觉，或患者主诉疼痛就停止→还原。见图3-49。

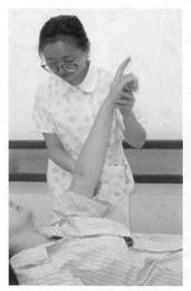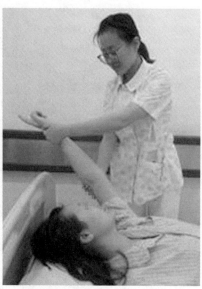

图3-49　伸展

（2）外展和内收：将手臂从身旁拉向外侧→使手掌向上，继续向头部拉去→如床头阻碍，可将肘部屈曲→帮助者可将一手置于患者肩膀，以固定其位置，免使肩膀跟着臂部的活动而移至耳部→将手臂放回原位。见图3-50。

（3）外旋和内旋：帮助者一手握住患者患侧肘关节，另一手握住患侧腕关节→将手臂拉离身侧与肩平→屈肘（与床面垂直）→将前臂下拉，使手臂触及床面→将前臂拉向床头，使手背触及床面。见图3-51。

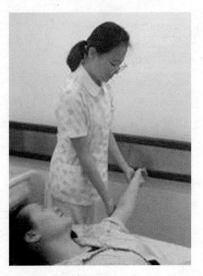

图3-50 外展

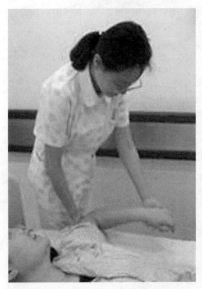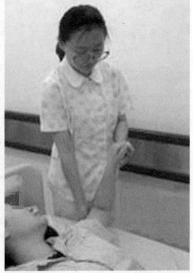

图3-51 外旋和内旋

注意事项：在弛缓性瘫痪期，为防止关节窝较浅的肩肱关节半脱位和损伤，可进行正常的关节活动度的一半（肩关节内、外旋各约45°）的被动内、外旋运动。帮助者也可用一手按住患者患肩关节，使肱骨头不离开关节窝,并以肱骨头轻轻对肩关节窝按压,进行肩关节内、外旋运动。

2. 肘部运动

(1)屈曲和伸展:帮助者一手握患者上臂(或上臂压在床上,使臂定位),另一手握患者手腕→屈曲患肘关节,至最大屈曲位→还原。见图3-52。

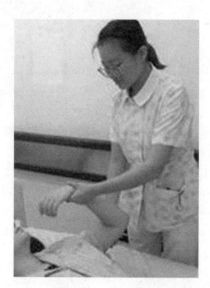

图3-52 肘关节屈曲

注意事项:在肘关节屈伸运动前,须先检查肱二头肌、肱三头肌有否痉挛。若存在痉挛,则要先轻轻按摩局部,肌肉放松后再做上述运动。

(2)前臂的旋前、旋后:患者患侧肘关节屈曲90°,帮助者一手握住患侧上臂近肘关节端固定,另一手握住患侧腕关节→使患者手掌反复向上、下反动。该动作可防止中风患者前臂旋后受限的旋前位挛缩。见图3-53。

注意事项:活动范围为前臂,肩部不动。

3. 手部运动

(1)腕关节尺偏和桡偏:一手握住患者的手腕,另一手握住患者的手掌→将手掌轮流向拇指及小指屈。见图3-54。

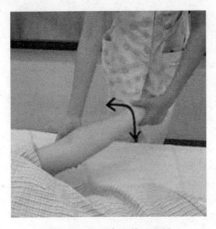

图3-53　手臂旋前、旋后

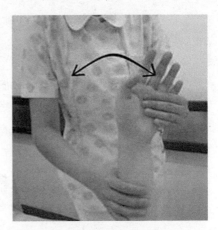

图3-54　腕关节尺偏和桡偏

（2）腕关节屈曲及伸展：患者患侧肘关节屈曲90°，帮助者一手固定于前臂近腕关节处，另一手扶握掌指关节处→把手腕向手掌方向屈曲→使手腕伸直→把手腕向手背方向伸展→还原。见图3-55。

（3）掌指关节屈曲及伸展：患者患侧肘关节屈曲90°，帮助者一手固定于患腕关节，另一手扶握于患侧手指→将患者手指握成拳（拇指在其他手指之上）→将拳头放松，五指伸直。见图3-56。

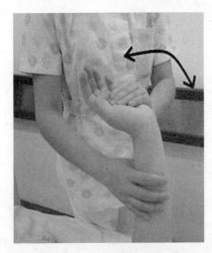

图3-55　腕关节屈曲及伸展

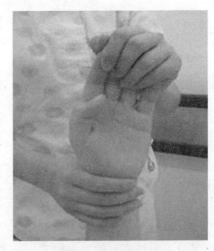

图3-56　活动掌指关节

（二）下肢关节活动范围被动维持技术

1.髋部运动

（1）屈曲和伸展：帮助者一手托住患侧膝关节后侧，膝关节不要屈曲→将腿抬高，在可能范围内至90°→还原。见图3-57。

（2）外展和内收：帮助者一手托住或按住患侧膝关节，另一手托住患者踝关节→将腿向外拉（不与床面发生摩擦）→将腿向内拉，继续向对面移去（如主诉疼痛则必须停止）→将腿置回原位。见图3-58。

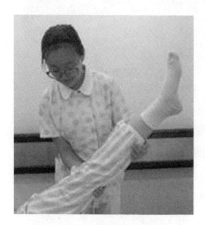

图3-57 协助腿抬高至90°

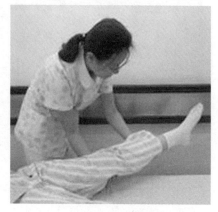

图3-58 协助腿外展与内收

（3）外旋和内旋：帮助者一手扶于患侧膝关节，另一手扶于患侧踝关节→双手用力使患侧下肢向内侧转动，即髋关节内旋→双手用力再使患侧下肢向外侧转动，即髋关节外旋。见图3-59。

2.膝部运动 屈曲和伸展：帮助者一手托住患侧膝关节后侧，另一手托住患者踝关节→抬高腿部使髋关节略屈→将膝关节屈曲至最大位置→在患髋关节屈曲的情况下，伸展患膝关节→将腿放下，还原。见图3-60。

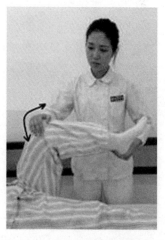

图3-59 协助髋关节外旋和内旋

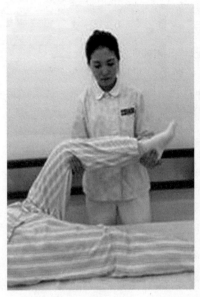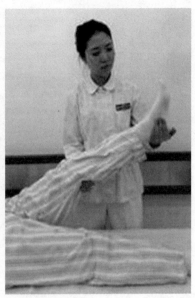

图3-60　膝部运动

3.踝部运动

（1）屈曲和伸展：帮助者一手托住足跟，另一手握住患者足背部→将足向足心方向屈（左图）→帮助者一手握住踝关节上方，另一手托住足跟牵拉足跟部，同时利用前臂屈侧推压足底，不可过分用力（右图）→放松。见图3-61。

（2）外旋和内旋：帮助者一手托住足跟，另一手握住患者足背部→将足背轮流屈向踇趾及小趾侧。见图3-62。

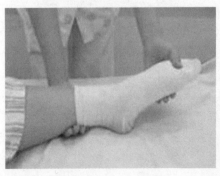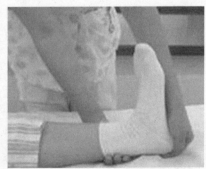

图3-61　踝部屈曲和伸展

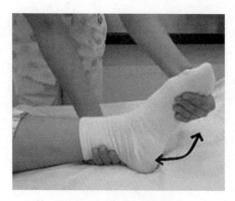

图3-62　踝部外旋和内旋

温馨提示

◇　做肢体被动运动时，从大关节开始，逐渐到小关节。

◇　运动幅度从小到大，以不引起疼痛为限。每日做肢体被动运动5 ~ 6次，每次10 ~ 20分钟。

◇　要在应用以上各种被动活动方法的同时，对肢体的肌肉进行按、揉、搓，使肌肉重复被动活动。

◇　尽可能保持肢体的功能位置。如静卧时足与小腿保持90°角，以防出现足下垂。

◇　老年人要主动配合活动，可用健侧肢体带动患侧肢体，或用能活动的手指反复活动不能活动的手指。

第十三节　坐位平衡训练

一、概述

（一）训练目标

躯干保持挺直，骨盆前倾，身体承重及坐姿对称，促进患侧躯干肌力，促进患侧下肢肌力及承重力。通过平衡训练，不断增强躯干肌的控制能力，提高平衡反应水平，为站立行走做好准备。

（二）坐位平衡训练的基本原则

1.支撑面积由大变小。

2.重心由低到高。

3.从静态平衡到动态平衡。

4.从自我保持平衡到破坏平衡时维持平衡。

5.在注意下保持平衡和在不注意下保持平衡的训练。

6.从睁眼到闭眼。

7.破坏前庭器官的平衡来保持身体的平衡。

（三）坐位平衡分级

1.一级　静态平衡。

2.二级　自动平衡。

3.三级　他动平衡。

二、坐位平衡训练方法

（一）静态平衡

静态平衡是患者最早就能进行的相对容易完成的动作。

（1）首先让患者屈膝依靠背架支持坐在床上，逐渐去除支架，把双腿放在床边，也可在床侧或床头设上围栏杆、把手或捆上绳索，以助坐起。见图3-63。

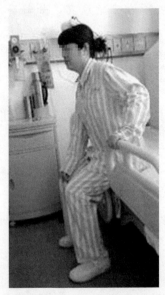

图3-63　借助床档坐在床边

（2）让患者坐于椅子上或床边，双足平放于地上，双手放于膝部，保持稳定。见图3-64。

（3）如有困难可稍加帮助调整体位。

（二）自动平衡

（1）自行躯干腰部活动，训练动态下的平衡。见图3-65。

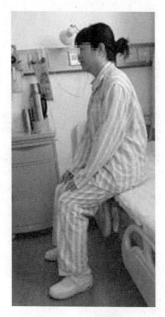
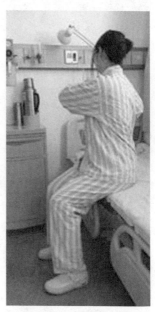

图3-64　坐在床边　　　　　　　图3-65　躯干腰部活动

（2）双手手指交叉，向上、下、前、后、左、右伸并有相应重心移动。见图3-66。

（3）让患者取不同方向、高度的目标物或转移物品，见图3-67。

（4）由近渐远增加困难程度。

（三）他动平衡

（1）在静态平衡下，帮助者从前、后、左、右各个方向给患者施加推力，打破静态平衡。见图3-68。

（2）使患者尽快调整达到新的平衡状态。

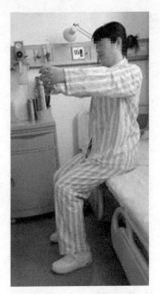

图3-66　手部活动

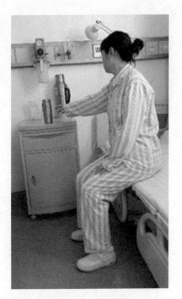

图3-67　取物品

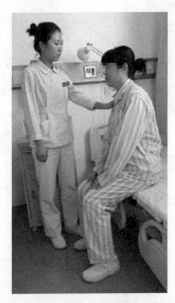

图3-68　施加推力

（四）坐位患肢持重训练

（1）坐位双足平放于地面。

（2）双上肢Bobath握手伸肘

①患者双手掌心相对，十指交叉地握手，健侧手在下方。见图3-69。

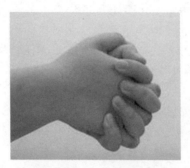

图3-69　握手指

②肘关节伸直，双上肢同等程度旋后，双上肢上举至头顶，然后返回原位。见图3-70。

③肘关节、腕关节伸展，向左、右方向摆动上肢。见图3-71。

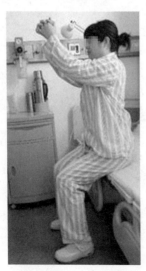

图3-70　上肢上举

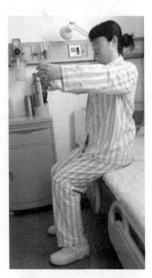

图3-71　腕关节伸展

（3）肩充分前伸，躯干前倾，抬头。

（4）向前、向患侧方向触及目标物。

温馨提示

◇ 训练时，患者前面可放一面镜子，以弥补位置觉障碍的影响，使患者能通过视觉不断调整自己的体位。

◇ 静态平衡完成后，再进行下一步。

◇ 开始时患者多易向患侧倾倒，可以先在Bobath反射抑制肢位下（在抑制异常姿势的基础上，诱发正常姿势）保持坐位平衡，这样既可以牵伸痉挛的侧屈肌同时也是辅助下坐位平衡训练。另外，也可以被动牵伸患侧侧屈肌。

◇ 训练时，不宜立即端坐位，宜取30°、45°、60°、80°坐位练习，前一坐位能坚持30分钟，则转到下一种。

◇ 坐位训练时，要行坐位和卧位的转换训练。

◇ 在给予推力的同时应注意保护患者以防摔倒，注意训练时应诱发出患侧的保护性姿势反射。

第十四节　站立训练技术

一、概述

（一）正常站立

我们准备站立时，伸展躯干向前，头的位置与脚垂直或更向前。躯干向前移动时，臀部及膝关节伸肌收缩，然后臀部离开座位，膝关节向前移动，越过双足水平。尽管臀部及膝部伸肌收缩活动增强，仍须膝关节进一步弯曲。双侧臀部保持在同一位置上，使双膝关节不至于靠近或分开。躯干前伸同时双上肢自然向前摆动。见图3-72。

（二）训练目标

（1）训练髋关节（前伸）。

（2）防止膝关节屈曲过伸。

（3）诱发股四头肌收缩。

二、站立训练

（一）从坐到站的训练

1. 躯干前移

（1）帮助者将脚放在患者正前方的凳子上。

（2）患者双上肢放在帮助者大腿上，通过这种方式支持其上肢，使肩关节保持线性关系。见图3-73。

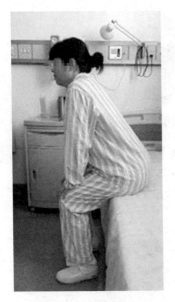 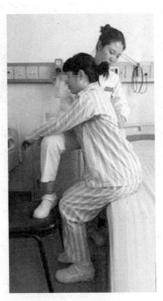

图3-72 准备站立　　　　图3-73 支持患者上肢

（3）帮助者用一只手压患者背部，使其伸直，另一只手放在患者胸部反向施压，或需要的话支持患者肩关节。

（4）帮助者通过其下肢外展，使患者躯干进一步前倾，同时保持躯干伸展。见图3-74。

2. 从坐位到站立

（1）帮助者坐在患者前面，患者患侧膝关节放在帮助者双膝之间，这样帮助者可控制膝关节前移及一定程度的髋关节外展。

（2）帮助者不要让患者试图站立，而只是向前移动。

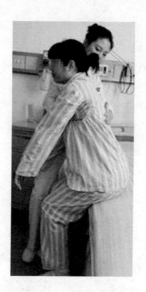

图3-74　躯干前倾

（3）帮助者将患者患手放在其上肢下面，轻轻控制其上肢来保护肩关节，或者患者双手握住在帮助者的一侧前伸。

（4）帮助者的另一只手放在患者后背（中间部位），辅助患者伸展胸椎。见图3-75。

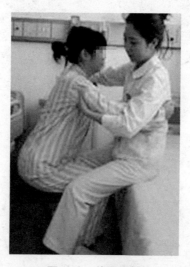

图3-75　伸展胸椎

（5）当患者躯干伸直后，帮助者让患者抬起臀部，不要向后推患者的手。帮助者用其膝关节向前牵拉患者的膝关节，同时防止患者足跟抬离地面。见图3-76。

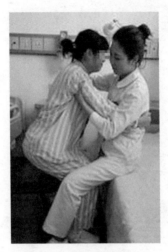

图3-76　向前牵拉膝关节

（6）帮助者放在胸椎上的手可辅助患者向前移动。

（7）患者站起后，帮助者辅助患者上身直立，髋关节伸展。见图3-77。

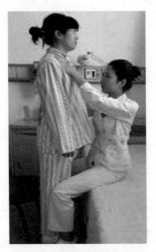

图3-77　辅助患者上身直立

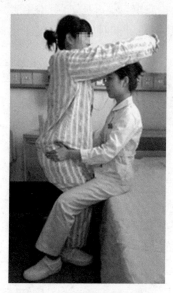

图3-78 控制患者膝关节前移

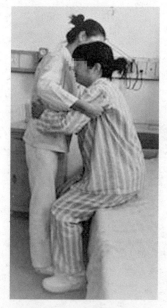

图3-79 控制躯干前倾

（8）帮助者坐在患者前面，患者患侧膝关节放在帮助者双膝之间，这样帮助者可以控制膝关节前移，以及一定程度的髋关节外展。见图3-78。

①患者双上肢Bobath握手后，在帮助者一侧肩上前伸。

②帮助者双手放在患者双侧髂嵴处。

③当患者躯干伸直前倾后，帮助者辅助患者将臀部抬离床面。

④当患者站立后辅助患者身体对线。

（9）这些练习的最终目的是让患者在双手握住，肘关节伸展情况下自己站立。

（二）坐下训练

1.训练原理　站立和坐下虽然髋、膝、踝关节角度变化是相似的，但坐下受髋、膝关节伸肌群控制，这些伸肌在坐下时拉长，而在站立时缩短。由于坐下时躯干缺乏屈曲，因此在坐下前部分运动需要足够的肌肉收缩来控制，特别是膝关节的控制。坐下动作持续时间要超过站立，这是因为坐下时接触座位的时间要超过站立时的时间，坐下和站立不接触座位的时间是没有差别的。

2.训练方法

（1）帮助者可以通过与站立时相反的方法来控制患者坐下。

（2）在患者坐下前及坐下时帮助者用其肩部来控制患者躯干前倾。见图3-79。

（3）同时帮助者用手促进患者髋关节屈曲，防止骨盆偏斜，因为骨盆偏斜可破坏坐位平衡。

三、站立平衡训练

（一）一级站立平衡训练

1.双足站立训练　取站立位，双足分开与肩同宽，嘱患者抬头。见图3-80。

2.健腿单足立　取站立位，健手扶着凳子，嘱患者抬头挺胸。患腿屈曲抬起，健腿负重，然后回到中立位。见图3-81。

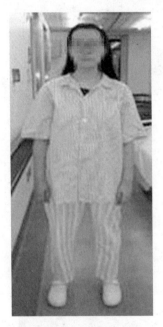
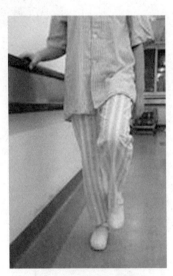

图3-80　双足站立　　　　　　　　图3-81　健腿单足立

3.患腿单足立　取站立位，健手扶着凳子，嘱患者抬头挺胸。健腿屈曲抬起，患腿负重，然后回到中立位。见图3-82。

（二）二级站立平衡训练

1.重心向左、右转移　取站立位，双足分开与肩同宽，嘱患者抬头。嘱患者转头，躯干向左、右转移，然后回到中立位。见图3-83。

2.重心向前、后转移　取站立位，双足分开与肩同宽，嘱患者抬头。嘱患者转头，躯干向前、后转移，然后回到中立位。见图3-84。

3.患腿向前、左（右）迈步　取站立位，双足分开与肩同宽，嘱

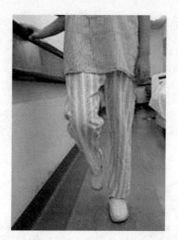

图3-82　患腿单足立

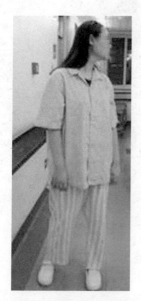

图3-83　重心左右转移

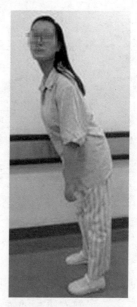

图3-84　重心前后转移

患者抬头。患腿向前迈步，然后回到原位；再向左（右）迈步，然后回到原位。见图3-85。

　　4.原地踏步　取站立位，双足分开与肩同宽，嘱患者抬头，患者双腿左、右、左踏步。见图3-86。

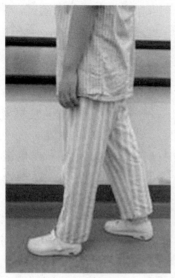
（1）向前迈步

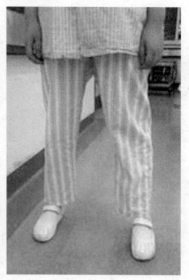
（1）向左（右）迈步

图3-85　患腿迈步

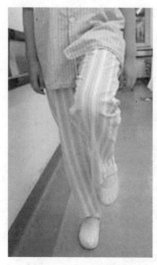

图3-86　原地踏步

（三）三级站立平衡训练

1.从地上拾起不同的物体　取站立位，双足分开与肩同宽，在患者脚下放不同的物体让患者拾起。见图3-87。

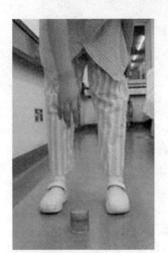

注意事项：让患者缓慢进行，不宜过快。

2.手向前、向侧、向下伸，去接抛来的球　取站立位，双足分开与肩同宽，嘱患者抬头。帮助者站在患者对面，从不同的方向抛球，让患者用手去接抛来的球。见图3-88。

注意事项：抛球训练应缓慢进行。

3.练习跨过物体　取站立位，双足分开与肩同宽，在患者前面分别按距离放置不同的物品，让患者跨越。见图3-89。

注意事项：前期物品之间的距离可以大点儿，后期放的距离可在一个脚的范围；患者在进行站立平衡训练时，要保持躯干直立，并有人在旁边保护。

图3-87　拾物体

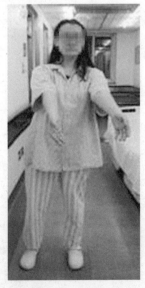

图3-88　接球

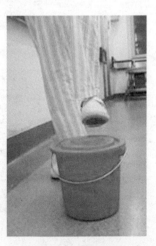

图3-89　跨过物体

第十五节 自我照顾性ADL训练

一、概述

日常生活活动能力（activities of daily living，ADL）是指满足日常生活活动所需要的一种最基本、最具有共同性的生活能力。ADL随时代的发展意义也在发生变化，人们为了维持生存及适应生存环境而每天必须反复进行的，大概可以包括进食、洗澡、修饰、穿衣、控制大便、控制小便、如厕、床椅转移、平地行走、上下楼梯、家务劳动及利用交通工具等方面。

二、自我照顾性ADL训练方法

（一）进食

进食是指用合适的餐具将食物由容器送进口中，包括用筷子、勺子或叉子取食物，对碗、碟的把持，咀嚼、吞咽等过程。

正确的进食姿势：身体尽量接近餐桌，腰直立，双足着地，髋、膝、踝关节≤90°，双上肢置于桌上。

取食：习惯用右手持筷子、勺子的人，在右侧肢体活动受限时，可以使用左侧肢体代偿，训练用左手持筷子、勺子。

（二）洗漱训练

1.刷牙

牙刷的改造：手柄加长、加粗。可在手柄处加尼龙扣，套住手掌，便于握持。

坐位：可以将患侧手臂放在洗脸池上，配合健手。

2.洗脸、洗手

试水温：健侧手试。

洗患侧：健侧手洗。

洗健侧：毛巾放在洗脸池旁边，涂抹肥皂，健侧手上肢在毛巾上来回擦洗。把毛巾放在腿上擦干，健侧手将毛巾套在水龙头上拧干。

（三）穿衣

包括穿、脱衣服，系扣子，拉拉链，穿、脱鞋袜，系鞋带等。

1. 穿、脱前开襟上衣

（1）穿前开襟上衣：见图3-90至图3-94。

①取坐位，将上衣衣服内面朝上，衣领朝前，衣袖垂于两腿之间平铺于双膝上。

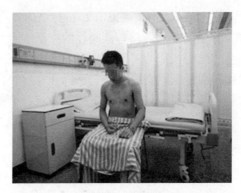

图3-90　步骤①

②健手抓住衣领及对侧肩部将衣袖套进患手并拉至肩部。

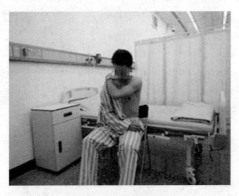

图3-91　步骤②

③健手拉衣领沿颈后将上衣拉至健侧。

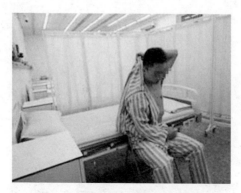

图3-92 步骤③

④健手穿入另一只衣袖。

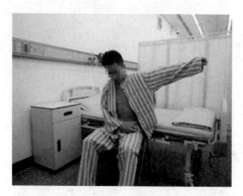

图3-93 步骤④

⑤健手整理衣服，系扣子或拉拉链。

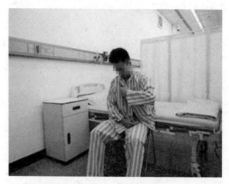

图3-94 步骤⑤

（2）脱前开襟上衣：见图3-95至图3-97。

①健手将患侧衣袖自肩部脱至肘部以下。

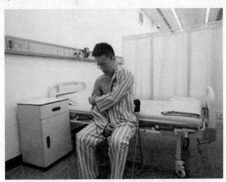

图3-95　步骤①

②健侧衣袖自肩部脱下。

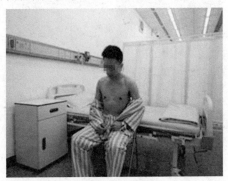

图3-96　步骤②

③健手脱下患侧衣袖。

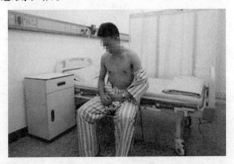

图3-97　步骤③

2.穿、脱套头衫

（1）穿套头衫：见图3-98至图3-102。

①取坐位，将衣服背面朝上、衣领朝前平铺于双膝上。

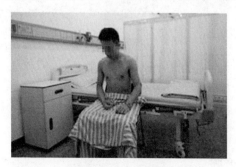

图3-98　步骤①

②健手将患手套入同侧衣袖内并拉至肘关节以上。

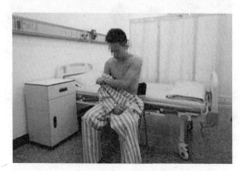

图3-99　步骤②

③健手套入健侧衣袖，手指伸出袖口，尽量将患侧衣袖拉至肩部。

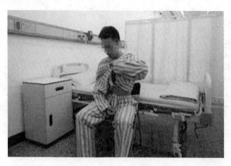

图3-100　步骤③

④健手抓住套头衫背面将领口套过头部。

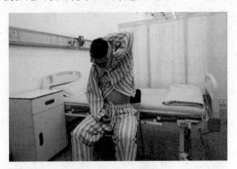

图3-101　步骤④

⑤健手整理衣服。

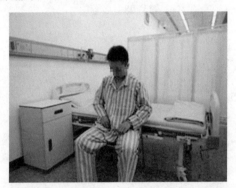

图3-102　步骤⑤

（2）脱套头衫：见图3-103至图3-104。

①弯腰，健手从后背将衣服拉过头部。

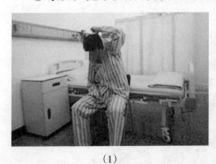

（1）

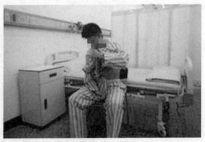

（2）

图3-103　步骤①

②脱出健手，然后再脱出患手。

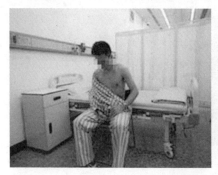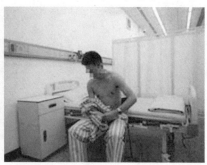

图3-104 步骤②

3.穿、脱裤子

（1）卧位穿裤子：见图3-105至图3-108。

①长腿坐位，健手将患腿放于健腿上。

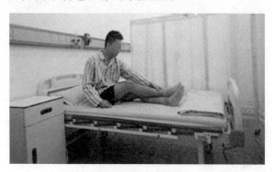

图3-105 步骤①

②健手将患侧裤腿穿上，并拉至膝部以上，健侧下肢套上健侧裤腿。

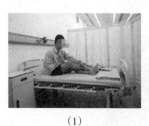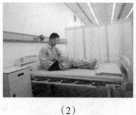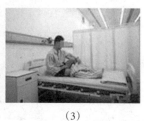

（1）   （2）   （3）

图3-106 步骤②

③患者躺下，抬起臀部上提裤子至腰部。

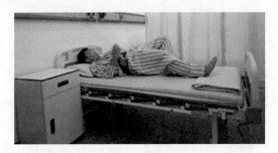

图3-107　步骤③

④整理裤子。

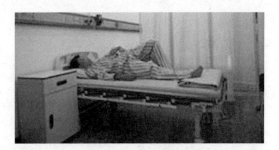

图3-108　步骤④

（2）坐位穿裤子：见图3-109至图3-112。

①取坐位，健手将患腿交叉放于健腿上。

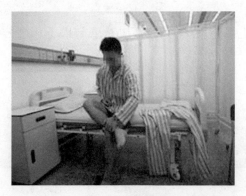

图3-109　步骤①

②健手将患侧裤腿穿上，并拉至膝关节以上，脚板露出。

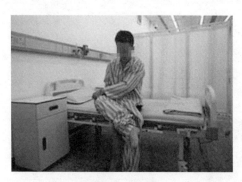

图3-110 步骤②

③放下患腿，健腿伸入裤腿，脚板露出。

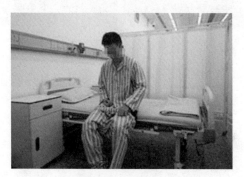

图3-111 步骤③

④站立，健手将裤子提至腰部，整理裤子。

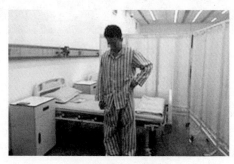

图3-112 步骤④

（3）脱裤子：健侧手解开腰带及拉开拉链，然后站起，裤子自然脱落。

4.穿、脱鞋袜

（1）穿袜子：见图3-113，图3-114。

①取坐位，健手将患腿交叉放于健腿上。

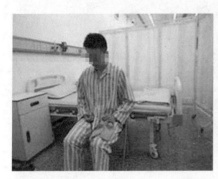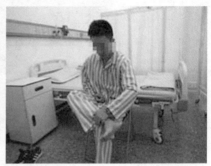

图3-113　步骤①

②将健手伸入袜子口并张开，身体前倾，把袜子套在患足上。

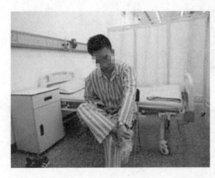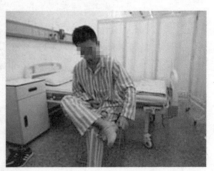

图3-114　步骤②

③放下患腿。

脱袜子与之相反。

（2）穿鞋

①取坐位，健手将患腿交叉放于健腿上。

②用健手穿上鞋。

第十六节　弹力袜的穿戴

一、概述

弹力袜在脚踝部建立最高支撑压力，顺着腿部向上逐渐递减，在小腿肚减到最大压力值的70%～90%，在大腿处减到最大压力值的25%～45%。压力的这种递减变化可使下肢静脉血回流，有效缓解或改善下肢静脉和静脉瓣膜所承受的压力。

（一）弹力袜的选择

弹力袜分为小号（S）、中号（M）、大号（L）和加大号（XL）。实际使用中需要准确测量，以便选择合适的弹力袜。测量方法：测量踝部最窄处——踝骨以上约2.5cm和腓骨最粗处周径，再测膝盖下到足跟以上的距离；测量大腿最粗处——臀部向下约2.5cm周径，和足跟以上到臀部2.5cm以下的距离。

根据静脉病变部位选择弹力袜的长度：如果静脉病变部位在膝关节以下，穿中筒弹力袜即可；如果膝关节以上静脉也有病变，需要穿长筒的或者连裤型弹力袜。

同时根据需要选择合适压力的弹力袜，弹力袜的压力分为：

1.低压预防型（20～25mmHg）　用于静脉曲张、血栓高发人群的保健预防。

2.医用型一级中压治疗型（25～30mmHg）　适用于静脉曲张初期患者。

3.医用型二级高压治疗型（30～40mmHg）　适用于下肢已有明显静脉曲张并伴有腿部不适感的患者，静脉炎，妊娠期严重静脉曲张，静脉曲张、大小隐静脉剥脱术后患者，深静脉血栓形成后综合征患者。

4.医用型三级高压治疗型（40～50mmHg）　适用于下肢高度肿胀、溃疡、皮肤变黑变硬、不可逆的淋巴水肿等患者。

（二）弹力袜使用禁忌证

（1）在腿部有下列疾患的：①皮炎；②静脉结扎（刚刚进行手术以后）；③坏疽；④近期进行皮肤移植。

（2）由于严重的动脉硬化引起的腿部血液循环不良。

（3）由充血性心力衰竭引发的下肢大面积水肿或肺水肿。

（4）下肢严重变形。

二、弹力袜穿脱方法

（1）一手伸进袜筒，捏住袜跟的部位，另一手把袜筒翻至袜跟；把绝大部分袜筒翻过来、展顺，以便脚能轻松地伸进袜头。

（2）两手拇指撑在袜内侧，四指抓住袜身，把脚伸入袜内，两手拇指向外撑紧袜子，四指与拇指协调把袜子拉向踝部，并把袜跟置于正确的位置。

（3）把袜子腿部循序往回翻并向上拉，穿好后将袜子贴身抚平。见图3-115。

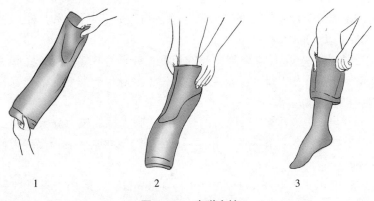

1　　　　　　　2　　　　　　　3

图3-115　穿弹力袜

注意事项：在穿或脱弹力袜时，不要让钻饰或长指甲刮伤弹力袜。

温馨提示

◇ 观察趾端甲床颜色、皮温、肤色，足背动脉搏动、感觉、肿胀情况，患者的主诉等并记录，如有异常变化及时报告医生。

◇ 应避免弹力袜向踝部滑落而使局部过度受压，从而出现血供障碍。

第十七节　膀胱再训练

一、概述

不同的疾病及外伤损害到控制下尿路功能的神经系统，可导致神经源性膀胱。亦可由药物、多种神经系统疾病引起，从而导致排尿功能减弱或丧失，最终表现为尿失禁和尿潴留。维持膀胱的正常压力、预防和处理反流是治疗神经源性膀胱的关键。膀胱再训练是恢复膀胱功能，达到自行排尿的常用方法，应积极、及早进行训练。

二、膀胱再训练方法

（一）手法功能训练

1.Crede法　即用手指按压膀胱4分钟，按压脐下3cm深，并向耻骨侧慢慢滚动，同时让患者憋气以增加腹压，促进尿液排出。此法主要适用于逼尿肌无反射而尿道括约肌无痉挛的患者。也可进行叩击耻骨上区训练，用手指有节律地在耻骨上区轻叩7～8次，每次3秒，反复进行2～3分钟。也可进行反射性排尿训练，即在导尿前半小时，寻找刺激点，轻叩耻骨上区或大腿上1/3内侧，牵拉阴毛，挤压阴蒂或用手刺激肛门诱发膀胱的反射性收缩而产生排尿。见图3-116。

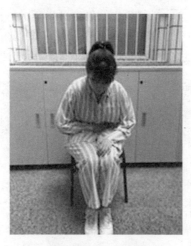

图3-116　Crede法

2. **屏气法（Vasalval法）** 是用增加腹压的方法来增加膀胱压力，使膀胱颈开放而引起排尿的方法。患者身体前倾，快速呼吸3～4次，以延长屏气增加腹压的时间。做一次深呼吸，然后屏住呼吸向下用力做排便动作。这样反复间歇数次，直到没有尿液排出为止。痔疮、疝气患者，膀胱输尿管反流患者禁用此法。见图3-117。

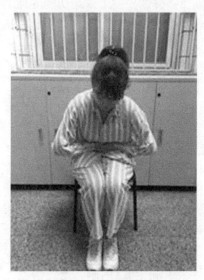

图3-117　屏气法

3. **扳机点法** 常用于骶髓以上神经病变。在腰骶神经节段区寻找扳机点，通过反复挤捏阴茎、牵拉阴毛、持续有节奏地轻敲耻骨上区、肛门指检形成的刺激、牵张肛门括约肌的刺激等，诱导反射排尿。见图3-118。

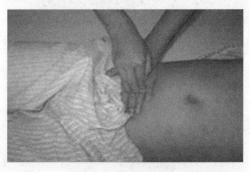

图3-118　扳机点法

4.肛门牵张动作 坐在便器或马桶上，躯体向大腿、向前倾，另一只手戴着手套放在臀部，把一或两根润滑过的手指插入肛门或肛门括约肌，分开手指或朝后拉，轻轻地牵张肛门括约肌保持其扩张，像分娩那样用力并且排尿。牵张的过程中深吸一口气并且屏住呼吸（Valsalva动作），放松，然后再重复这一过程，直至膀胱内尿液排空。

（二）会阴部肌肉训练

盆底肌锻炼（Kegel运动）：患者平卧，双下肢并拢，双膝屈曲稍分开，轻抬臀部，缩肛、提肛10～20次，促进盆底肌肉功能恢复。每天练习4～6次。反复收缩耻骨尾骨肌可以增强盆底肌肉组织的张力，减轻或防止尿失禁。见图3-119。

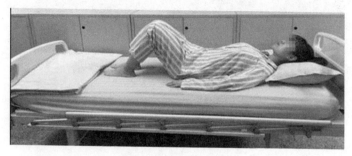

图3-119　Kegel运动

（三）物理疗法训练

采用电刺激疗法及微波疗法可取得较好疗效。电针结合生物反馈训练可帮助神经源性患者恢复自主排尿功能，改善并提高患者的生活质量；微波疗法具有见效快、无痛苦、安全、费用低等特点。利用针灸和按摩穴位（三阴交、中极、天枢、百会、关元、次髎）的方法，可帮助排尿效果差的患者，调理和促进膀胱功能的恢复。

（四）清洁自我间歇导尿法

推荐每隔4～6小时导尿1次，每日不超过6次。治疗第1个月，应根据导尿日记随时调整导尿时间及间隔，以达到导尿的最大合理性，并避免影响患者的睡眠。导尿前用肥皂或清洁液清洗会阴部，并告知操作者行双手六部洗手法，然后选择合适型号的已清洁或消毒的导尿管见图3-120。患者取坐位或卧位，将导尿管放入尿道外口进入膀胱内。其中，女性患者导尿时操作的房间要有足够的光源，可配合用放大镜或平面镜，把阴唇分开，插管4～6cm，见尿液再进1～2cm；男性患者导尿时，一手提起阴茎与腹壁成60°角，露出尿道口，另一手拿导管对准尿道口插入20～22cm，见尿液流出再进1～2cm。放尿时导尿管的开口始终保持向下，每次导尿完毕后，应嘱患者屏气增加腹压或轻压膀胱区，以使膀胱内尿液彻底排空。同时配合严格的饮水计划：饮水量包括流质，如粥、奶、汤等，每日液体摄入量应限制在1500～2000ml，并尽可能保证每小时的均匀饮水（<150ml/h），但20：00时以后尽量不要饮水，以免夜间膀胱过度充盈。

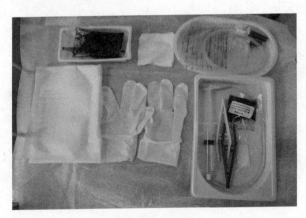

图3-120　导尿包

温馨提示

◇ 对神经源性膀胱尿道功能障碍的患者应争取及早进行训练，但对膀胱输尿管反流、肾积水、肾盂肾炎患者禁用。

◇ 盆底肌训练时应注意：一是正确掌握锻炼方法，避免臀大肌及腹肌的收缩，否则不但不能改善症状，反而可能会使病情加重；二是要有持久性，即使症状已改善，仍须持之以恒。

◇ 尿路感染、尿路结石、高血压病、糖尿病、冠心病患者慎用。

◇ 训练时应采取循序渐进、逐渐增加的方法。每2～5小时训练一次，每次10～15分钟。

◇ 训练过程中应注意观察患者反应，如有不适，须立即停止康复训练，必要时须就医。

第十八节 肠道康复训练

一、概述

肠道康复训练是针对神经系统损伤或疾病导致神经系统功能异常而引起直肠排便机制发生障碍的恢复性康复治疗措施。神经源性肠道（neurogenic bowel dysfunction，NBD）就是脊髓损伤所致严重功能障碍之一，有文献报道约37%的脊髓损伤患者需要肠道功能康复，其中四肢瘫患者需要肠道管理的比例高达59%，截瘫患者需要肠道管理的比例为16%。神经源性肠道患者常见症状包括便秘、大便失禁、肠梗阻、胃肠肿瘤、腹胀、腹痛、腹泻、呕吐、胃食管反流、消化道出血、食欲下降、自主神经反射障碍、胃肠憩室等，对患者生理、心理、日常生活活动能力及社会参与能力等均造成严重影响。因此，如何进行肠道康复，改善其肠道功能具有重要的临床及社会意义。

二、肠道康复护理训练方法

（一）饮食管理

1.便秘患者 增加水分和纤维素含量高的食物，多食蔬菜、水果，少食多餐；减少高脂肪、高蛋白食物的大量摄入。少量多次饮水，2000 ～ 2500 ml/d。水可以做润滑剂使食物纤维在肠道内充分吸收水分而膨胀，软化粪便，增加粪便体积和质量，刺激肠蠕动。建议早晨起床后空腹饮淡盐水或温开水，多吃菜汁、水果汁或蜂蜜汁。严重便秘必要时须及时就医。

2.失禁患者

（1）严重腹泻：渐进式饮食治疗，即禁食—流质—半流质—普通饮食；

（2）轻症者：高热量、高蛋白易消化低渣饮食；

（3）限制性食物：油腻、油炸、产气食物，刺激饮料、调味品等；

（4）避免过冷、过热食物。

（二）便秘患者康复护理训练

1.药物治疗 前一晚口服缓泻剂（硫酸镁、乳果糖、番泻叶、麻仁等），量不要太多，以免造成腹泻。

2. **定时排便**　根据患者既往习惯安排排便时间，养成每日定时排便的习惯，通过训练逐步建立排便反射。也可每日早餐后30分钟内进行排便活动，因为此时结肠反射最强。

3. **促进直、结肠反射的建立**　手指直肠刺激可缓解神经肌肉痉挛，激发直肠肛门反射，促进结肠尤其是降结肠的蠕动。具体操作：示指或中指戴指套，涂润滑油后缓缓插入直肠，在不损伤直肠黏膜的前提下，沿直肠壁做环形运动并缓慢牵伸肛管，诱导排便反射。每次刺激时间持续1分钟，间隔2分钟后可以再次进行。

4. **排便体位**　排便常采用可以使肛门直肠角增大的体位即蹲位或坐位，此时可借助重力作用使大便易于排出，也易于增加腹压，有益于提高患者自尊、减少护理工作量、减轻心脏负担。若不能取蹲位或坐位，则以左侧卧位较好。对于脊髓损伤的患者也可使用辅助装置协助排便。辅助装置通常包括一个站立台和一个改良的马桶（图3-121）。有研究发现，站立台可减轻脊髓损伤患者的便秘。如果使用具有视觉反馈装置的改良冲水马桶装置可以显著减少排便的护理时间。

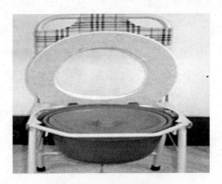

图3-121　辅助排便装置

5. **指导患者腹部按摩**　指导和训练患者排便时，操作者用单手或双手的示指、中指和环指自右沿结肠解剖位置向左环形按摩。从盲肠部开始，依结肠蠕动方向，经升结肠、横结肠、降结肠、乙状结肠做环形按摩，或在乙状结肠部由近心端向远心端做环形按摩，每次5～10分钟，每日2次。也可运用穴位疗法（大肠俞、胃俞、足三里、阳陵泉等穴），指导家属为患者做腹部热敷，以促进肠蠕动，促进排便，但要注意防止烫伤。见图3-122。

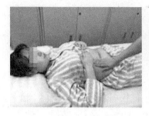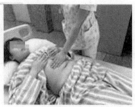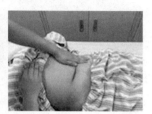

图3-122 腹部按摩指导

6.肌肉锻炼

（1）指导患者增强腹肌运动：患者坐于座厕或卧床患者取斜坡位，嘱患者深吸气，往下腹部用力，做排便动作。

（2）指导患者进行盆底部肌肉运动：患者平卧，双下肢并拢，双膝屈曲稍分开，轻抬臀部，缩肛、提肛10～20次，促进盆底肌肉功能恢复。每天练习4～6次。

7.开塞露不保留灌肠 剪断一次性吸痰管约20cm，连接50ml抽吸好的开塞露注射器，注入肛门约15cm并保留数分钟。从腹部按摩至大便排出，整个训练过程在1小时内完成，以2个月为康复时间。见图3-123。

8.人手挖便 如上述物理刺激和药物刺激均无明显效果，则应戴上手套从直肠处掏出粪便。

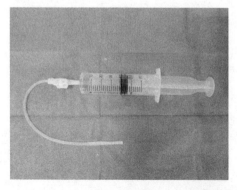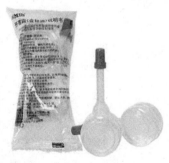

图3-123 开塞露不保留灌肠用品

（三）大便失禁患者康复护理训练

1.刺激肛门括约肌、直肠　患者侧卧放松，四指并拢或手握拳于肛门向内按压5～10次。两手或单手于肛周有节律地往外弹拨，使肛门外括约肌收缩、扩张、收缩，左右方向各10～20次。戴手套，手指插入肛门，往各方向按摩5～10次，刺激直肠、肛门括约肌，诱发便意。

2.盆底肌功能训练　患者平卧，双下肢并拢，双膝屈曲稍分开，轻抬臀部，缩肛、提肛10～20次，促进盆底肌肉功能恢复。每天练习4～6次。

3.卫生棉条塞肛　根据病情，患者坐于座厕或取斜坡位，嘱患者深吸气，往下腹部用力，做排便动作，把大便排出，排完大便后据情塞入棉条。若患者每天遗便多次，排便后即选用强生牌卫生棉条（大号），去塑料保护层，外涂液体石蜡润滑，从肛门塞入直肠，塞进2/3时左右转动棉条数次后全部塞入，留尾巴棉绳于肛门外，用胶布固定棉绳于臀部，排便前取出。每天取出排便1～2次。

温馨提示

◇ 用手指刺激直肠易引发自主神经过反射，注意监测患者的血压。在操作过程中询问患者的感受，有无头晕、心慌等不适。

◇ 大便失禁患者须注意局部卫生，防止肛周淹红的发生。

◇ 定时评价排便情况和观察肠道康复训练效果，并记录排便情况，如患者出现严重的胃肠道不适，须及时就医。

◇ 操作前剪指甲、洗手、物品准备齐全，注意尊重患者的隐私，保障患者的安全。

第十九节　便秘防治体操

一、概述

便秘是临床常见的复杂症状，而不是一种疾病，主要是指排便次数减少、粪便量减少、粪便干结、排便费力等。便秘的原因有很多，如没有养成按时排便的习惯、精神过度疲劳、环境变化、生活不规律、内分泌紊乱等。防治便秘要从饮食上着手，如多吃粗纤维蔬菜和含乳酸菌的酸奶等，通过体操锻炼提高腹肌收缩力量，增强肛门括约肌收缩力及促进胃肠蠕动，对于解决便秘起着十分重要的作用。

二、便秘防治体操锻炼方法

（1）仰卧，屈双膝，双手抱住膝下小腿，用力将膝向胸前提，同时上身向前屈，使背部离开床面。此动作可刺激胃肠，增强臀肌，提高收缩力。见图3-124。

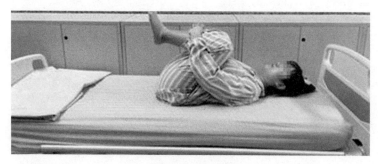

图3-124 屈双膝

（2）仰卧，双手放在两侧，双腿伸直同时上举，将双足举过头，在头上方坚持数秒。见图3-125。

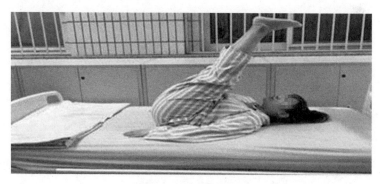

图3-125 双足举过头

（3）坐在床面上，双手在腰后支撑，使上体固定，双足并在一起，用足尖擦着床面慢慢屈伸，将大腿拉直靠近胸部，然后再慢慢伸直。可反复进行，以增强腰腹活动，促进胃肠消化，提高臀大肌和肛门附近括约肌力量。

温馨提示

◇ 便秘防治训练最好以早起、睡前及三餐中间来练习，应避免饱腹或空腹时练习。

◇ 训练过程中注意观察患者的感受，使患者保持舒适。

第四章

中国传统康复疗法

第一节　针灸疗法

一、概述

针灸疗法是针法和灸法的合称。针法是把毫针按一定穴位刺入患者体内，用捻、提等手法来治疗疾病。灸法是把燃烧着的艾绒按一定穴位熏灼皮肤，利用热的刺激来治疗疾病。针灸是中国特有的治疗疾病的手段，是"从外治内"的治疗方法，通过经络、腧穴的作用及应用一定的手法来治疗全身的疾病。在临床上按中医的诊疗方法诊断出病因，找出疾病的关键，辨别疾病的性质，确定病变属于哪一经脉、哪一脏腑，辨明它是属于表里、寒热、虚实中的哪一类型，做出诊断，然后进行相应的配穴进行治疗，以通经脉，调气血，使阴阳归于相对平衡，使脏腑功能趋于调和，从而达到防治疾病的目的。

针灸疗法具有很多优点：第一，有广泛的适应证，可用于内、外、妇、儿、五官等多科病症的治疗和预防；第二，治疗疾病的效果比较迅速和显著，特别是具有良好的兴奋身体机能，提高抗病能力和镇静、镇痛等作用；第三，操作方法简便易行；第四，医疗费用经济；第五，没有或极少有副作用，基本安全可靠，又可以协同其他疗法进行综合治疗。

二、针灸的治疗作用

经过长期的医疗实践总结出了针灸的治疗作用：调和阴阳，扶正祛邪，疏通经络。此外，现代研究表明针灸还有以下作用：①镇痛作用：针刺穴位可以通过神经、体液途径抑制疼痛。②对机体的调节作用：针灸可以产生兴奋和抑制两种效应，对人体产生双向调节作用。③增强机体免疫力：针灸能够增强机体免疫力，还能调整机体内多种关键性活性物质，对过敏性疾病有显著疗效。

三、针灸的针法

在长期的医疗实践中，逐步形成了由十四经脉、奇经八脉、十五别络、十二经别、十二经筋、十二皮部，以及孙络、浮络等组成的经络理论体系，以及十二经脉、任、督二脉361个腧穴和经外奇穴等腧穴及腧穴主病的知识，发现了人体特定部位之间特定联系的规律，并由此产生了一套治疗疾病的方法体系。常用针具见图4-1。

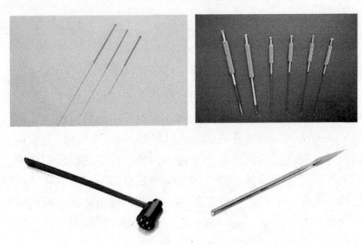

图4-1　针灸针

（一）针刺的原则
盛则泻之，虚则补之，热则及之，菀陈则除之。

（二）适应证
针灸治疗的适应范围广泛，包括内、外、妇、儿、皮肤、五官等多科病症。

1.运动系统疾病　颈椎病，肩关节周围炎，颈、腰椎退行性变、扭伤等。

2.内科疾病　高血压、胃炎等。

3.神经系统疾病　神经性头痛、周围神经病、共济失调等。

4.妇科疾病　月经不调、痛经、更年期综合征等。

5.儿科疾病　小儿遗尿、小儿消化不良、小儿脑瘫等。

6.五官科疾病　儿童近视、鼻炎、急慢性咽炎、口腔溃疡等。

四、针灸的灸法

灸法的主要原料是艾绒，由艾叶加工而成。

1.作用　温经散寒，行气活血，消肿散结，温补中气，增强体质。

2.分类　分为艾条灸、艾炷灸（又分为直接灸和间接灸，见图4-2）及温针灸。

3.适应证　痹症，痈肿早期，久泻久痢，脱肛，阴挺，四肢厥冷，中气不足，下焦虚寒等病症。

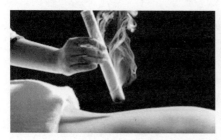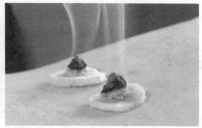

图4-2　直接灸和间接灸

温馨提示

◇　患者过于紧张、过于疲劳、过饥、过饱、醉酒时不易针刺；身体虚弱，针刺手法不易过重；皮肤感染、溃疡、瘢痕或肿瘤的部位不易针刺；孕妇腰骶部不宜针刺；小儿囟门未闭合，头顶不易针刺；针刺应避开大血管及重要的脏器器官。

◇　面部、关节、大血管等处不宜瘢痕灸，孕妇腰骶部不宜施灸，神志不清或感觉迟钝者不宜施灸。

第二节　推拿疗法

一、概述

推拿又称"按摩""按跷"，属于中医外治法，自古以来被广泛用于医疗实践。随着历史的进步，按摩疗法也不断发展，到了明代，首次出现了推拿一词，并在这个时期出现了小儿推拿专著。目前推拿具有独特的医疗作用，已经引起国际医学界的重视。近年来，推拿疗法得到了迅速发展。

推拿疗法是通过各种手法作用于人体，以调节机体的生理、病理状况，达到防治疾病的效果。它一方面可以在局部产生直接的生物效应，另一方面通过经络气血的调节作用，以及循环系统、神经反射、体液调节等不同环节上的介导间接调整作用而影响整体，从而达到防治疾病的目的。推拿疗法的基本作用：调理脏腑，疏通经络，调和气血，舒筋活血，理筋整复，防病保健。

二、推拿的补泻

推拿补泻是通过手法的巧妙运用来实现的。一般来说，根据手法的作用方式，轻刺激为补，重刺激为泻；顺时针为补，逆时针为泻（腹部相反）；频率慢为补，频率快为泻；顺经为补，逆经为泻；治疗时间长为补，时间短为泻。

三、推拿疗法的治疗原则

推拿疗法的治疗原则和中医整体治疗原则是一致的，包括治病求本，扶正祛邪，调整阴阳，因时、因地、因人制宜，未病先防。

四、推拿疗法的基本治法

共有8种基本治法。

1. 温　具有补益阳气、温阳散寒的作用，适用于阴寒湿冷的病症。
2. 通　具有祛除病邪壅滞、通行气血的作用。
3. 补　具有补益气血、津液，增强脏腑功能的作用。
4. 泻　具有通腑、泻实、消积的作用。
5. 汗　具有发汗解表，疏散外邪的作用。
6. 和　具有调经气、和气血、和解表里的作用。
7. 散　具有消结散瘀的作用。
8. 清　具有清热泻火的作用。

五、推拿疗法的治疗作用

1. 调节神经功能　强而快的推拿能使神经肌肉的兴奋性增强，轻而缓的推拿能使神经肌肉的兴奋性抑制。

2.改善血液和淋巴循环　推拿能够促进局部毛细血管扩张，血管通透性增加，使病变部位的血液和淋巴循环改善，加速水肿和病变产物的吸收及消散。

3.促进组织修复　在组织创伤的后期，推拿能促进坏死组织的吸收。

4.纠正异常的解剖位置　推拿可以使骨、关节、肌肉、肌腱、韧带等组织损伤后的异常解剖位置得以纠正。

5.改善关节活动度　推拿可以松解粘连，防止关节挛缩、僵硬。

6.心理效应　推拿可以放松患者的紧张情绪，减轻或消除疾病带给患者的心理影响。

六、推拿疗法的手法

（一）基本要求
持久、有力、均匀、柔和。

（二）种类
一般归纳为摆动类、摩擦类、振动类、挤压类、叩击类和运动关节类六类手法。各类手法可单独使用，也可组成多种复式手法，还可借助推拿介质使用。

1.摆动类手法　包括一指禅推法、滚法和揉法。

2.摩擦类手法　包括摩法、擦法、推法、搓法和抹法。

3.振动类手法　包括抖法和振法。

4.挤压类手法　包括按法、点法和拿法。

5.叩击类手法　包括叩法和拍法。

6.运动关节类手法　包括摇法、背法、拔伸法和扳法。

七、推拿疗法的适应证

1.内科疾病　胃炎、胃肠功能紊乱、高血压等。

2.神经系统疾病　脑血管病、周围神经损伤、神经衰弱等。

3.外科疾病　急性乳腺炎、肢体循环障碍等。

4.骨科疾病　腰椎间盘病变，腰肌劳损，关节损伤，颈、腰椎退行性变等。

5.儿科疾病　小儿高热、小儿夜尿症、小儿腹泻、小儿消化不良等。

八、推拿疗法的禁忌证

有严重出血倾向的患者，妊娠妇女的腹部、腰骶部，严重心血管病的患者，禁用推拿疗法治疗。

第三节 中 药

一、概述

中药是以中医理论为指导，用于预防、诊断、治疗疾病或调节人体机能的药物，包括植物、动物、矿物药和生物制品类药物。

中药的性能包括四气，五味，归经，升降沉浮。

四气：指的是药物的寒、热、温、凉属性。

五味：指的是药物的辛、甘、酸、苦、咸五种不同的味道。

归经：是指药物对于机体某个部分（脏腑或者经络）的选择性作用，这种药物特性能够发挥药物对脏腑经络疾病特殊的治疗作用。

二、中药的用法

（一）中药的内治法

内治法是最常用的中医治疗方法。中医内治法概括为"汗""吐""下""和""温""清""消""补"八法。对于需要康复病症的患者来说，一般都存在神形不足，五脏皆虚，所以要以补正气、调理气机为主，兼以化痰祛瘀为辅，这样才能使患者正气复原，神形康复。

（二）中药的外治法

外治法是把一定剂型的中药在患者全身、局部或特定穴位上采用敷、洗、熨、贴、熏蒸以达到治疗疾病为目的的方法。临床上常用的外治法有膏药疗法、熨敷疗法、烫洗疗法、熏蒸疗法等。外治法比较适合于残疾、老年患者和疼痛患者。脑血管意外后遗症常造成肢体功能障碍，中药熏蒸既可加快患者肢体血液循环，增加营养供应，促进组织再生，防止失用性萎缩，又可刺激外周传入神经反馈信号至大脑相应功能区，促进大脑功能缺失区联络的沟通和觉醒，产生积极的康复效果。此外，中药熏蒸广泛用于痹症导致的关节肿胀、疼痛和活动受限等；腰酸背痛、肩周炎、颈椎病、落枕等；骨关节炎、肌腱炎、筋膜炎、腱鞘炎、脉管炎等；劳损、骨伤科急症期（48小时）后的活血化瘀、消肿止痛；骨折固定解除后功能的康复过程。此外，肾衰竭尿毒症、哮喘、伤风感冒、体癣湿疮、虫咬皮炎、接触性皮炎、过敏性皮炎、痛经、习惯性便秘、慢性结肠炎、轻度高血压、末梢神经炎等也可以使用中药熏蒸法。

第四节　拔罐疗法

一、概述

拔罐疗法又名"火罐气""吸筒疗法"，古称"角法"，是一种以杯、罐作为工具，借热力排去其中的空气产生负压，使其吸着于皮肤，造成瘀血现象的一种疗法，在临床中广泛使用。近年来，由于不断改进拔罐工具及方法，使拔罐疗法有了新的发展，进一步扩大了治疗范围，成为中医治疗中的一种独特疗法。见图4-3。

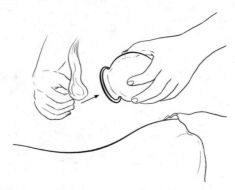

图4-3　拔罐

二、拔罐疗法的机制

1.机械刺激效应　拔罐疗法通过排气造成罐内负压，罐缘得以紧紧附着于皮肤表面，牵拉了神经、肌肉、血管及皮下的腺体，可引起一系列神经内分泌反应，调节血管舒、缩功能和血管的通透性，从而改善局部血液循环。

2. 负压作用　拔罐疗法的负压作用使局部迅速充血、瘀血，小毛细血管甚至破裂，红细胞被破坏，发生溶血现象。红细胞中血红蛋白的释放对机体是一种良性刺激，它可通过神经系统对组织器官的功能进行双向调节，同时促进白细胞的吞噬作用，提高皮肤对外界变化的敏感性及耐受力，从而增强机体的免疫力。其次，负压的强大吸拔力可使汗毛孔充分张开，汗腺和皮脂腺的功能受到刺激而加强，皮肤表层衰老细胞脱落，从而使体内的毒素、废物得以加速排出。

3. 温热作用　拔罐疗法的局部温热作用不仅使血管扩张、血流量增加，而且可增强血管壁的通透性和细胞的吞噬能力。拔罐处血管紧张度及黏膜渗透性的改变，淋巴循环加速，吞噬作用加强，对感染性病灶无疑形成了一个抗生物性病因的良好环境。此外，溶血现象的慢性刺激对人体起到了保健功能。

三、拔罐疗法常用工具

包括玻璃拔罐器、陶瓷拔罐器、抽真空拔罐器、竹罐拔罐器、竹筒拔罐器等，见图4-4。

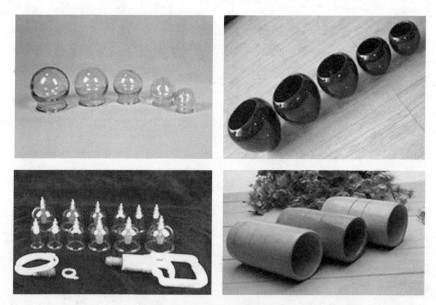

图4-4　拔罐疗法常用工具

四、拔罐疗法的常用方法

1.火罐法　利用燃烧时火焰的热力排去空气，使罐内形成负压，将罐吸着在皮肤上。有下列几种方法：

（1）投火法：将薄纸卷成纸卷，或裁成薄纸条，燃着到1/3时，投入罐里，将火罐迅速叩在选定的部位上。投火时，不论使用纸卷或纸条，都必须高出罐口一寸多，等到燃烧一寸左右后，纸卷和纸条都能斜立罐里一边，火焰不会烧着皮肤。初学投火法还可在被拔的地方放一层湿纸，或涂点水，让其吸收热力，可以保护皮肤。

（2）闪火法：使用前，将酒精棒稍蘸95%酒精，点燃后将带有火焰的酒精棒一头往罐底一闪，迅速撤出，马上将火罐扣在应拔的部位上，此时罐内已成负压即可吸住。闪火法的优点是：当闪动酒精棒时火焰已离开火罐，罐内无火，可避免烫伤，优于投火法。

（3）滴酒法：向罐子内壁中部滴1～2滴酒精，将罐子转动一周，使酒精均匀地附着于罐子的内壁上（不要沾罐口），然后用火柴将酒精燃着，将罐口朝下，迅速将罐子扣在选定的部位上。

（4）贴棉法：扯取约0.5cm见方的脱脂棉一小块，薄蘸酒精，紧贴在罐壁中段，用火柴燃着，马上将罐子扣在选定的部位上。

2.水罐法　一般应用竹罐。先将罐子放在锅内加水或者药液煮沸，使用时将罐子倾倒用镊子夹出，甩去水液，或用折叠的毛巾紧扪罐口，趁热按在皮肤上，即能吸住。

3.抽气法　将抽真空拔罐器放在需要拔罐的部位上，然后将空气抽出，即能吸着在皮肤上。

五、拔罐疗法的运用

在使用拔罐疗法过程中，可根据患者施用范围的大小选用单罐或多罐。

1.闪罐　罐子拔上后，立即起下，反复吸拔多次，至皮肤潮红为止。多用于局部皮肤麻木或功能减退的虚证病例。

2.留罐　拔罐后，留置一定的时间，一般留置5～10分钟。罐大吸拔力强的应适当减少留罐时间；夏季及肌肤薄处，留罐时间也不宜过长，以免损伤皮肤。

3.推罐　又称走罐，一般用于面积较大、肌肉丰富的部位，如腰背、大腿等部位。须选口径较大的罐子，罐口平滑，最好用玻璃罐。先在罐口涂一些润滑剂，将罐吸上后，以手握住罐底，稍倾斜，即后半边着力，前半边略提起，慢慢向前推动，这样在皮肤表面上下或左右来回推拉移动数次，至皮肤潮红为止。

4.药罐　煮药罐：将配制成的药物装入布袋内，扎紧袋口，放入清水煮至适当浓度，再把竹罐投入药汁内煮15分钟。使用时，按水罐法吸拔在需要拔罐的部位上，多用于风湿痛等病。常用药物处方：麻黄、艾叶、羌活、独活、防风、秦艽、木瓜、川椒、生乌头、曼陀罗花、刘寄奴、乳香、没药等。

5.针罐　先在一定的部位施行针刺，待达到一定的刺激量后，将针留在原处，再以针刺处为中心，拔上火罐。如果与药罐结合，称为"针药罐"。

6.刺血（刺络）拔罐法　用三棱针等刺破小血管，然后拔以火罐，可以加强刺血法的效果。

温馨提示

◇ 体位须适当，局部皮肉如有皱纹、松弛、瘢痕凹凸不平及体位移动等，火罐易脱落。

◇ 根据不同部位，选用大小合适的罐。应用投火法拔罐时，火焰须旺，动作要快，使罐口向上倾斜，避免火源掉下烫伤皮肤。应用闪火法时，棉花棒蘸酒精不要太多，以防酒精滴下烧伤皮肤。用煮水罐时，应甩去罐中的热水，以免烫伤患者的皮肤。

◇ 在应用针罐时，须防止肌肉收缩发生弯针，并避免将针撞压入深处，造成损伤。胸背部腧穴均宜慎用。

◇ 在应用刺血拔罐时，针刺皮肤出血量须适当，每次总量以不超过10ml为宜。

◇ 在使用多罐时，火罐排列的距离一般不宜太近，否则因皮肤被火罐牵拉会产生疼痛，同时因罐子互相排挤，也不易拔牢。

◇ 在应用走罐时，不能在骨突出处推拉，以免损伤皮肤，或火罐漏气脱落。

◇ 起罐手法要轻缓，以一手抵住罐边皮肤，按压一下，使气漏掉，罐子即能脱下，不可硬拉或旋动。

◇ 拔罐后针孔如有出血，可用干棉球拭去。如局部瘀血严重者，不宜在原位再拔。如留罐时间过长，皮肤会起水疱，小的不须处理，防止擦破引起感染；大的可以用针刺破，流出疱内液体，涂以甲紫药水，覆盖消毒敷料，防止感染。

第五章

积极生活

第一节 调整与应对

　　瘫痪患者多是因事故外伤或严重疾病引起的生理残疾，由于病程长，恢复慢，部分或完全生活不能自理，给家庭无论是经济还是精神都带来很大的负担。患者肢体瘫痪，但是头脑清醒、思维清晰，情绪波动非常大，住院期间医护人员会给予相应的宣教和心理护理，但出院回家后就需要患者自身及其家庭成员进行相应的调整和应对，以帮助患者更快地接受患病事实，融入到家庭和社会中去。

　　应对是人们为应付心理压力或挫折，有意识地做出的认知性和行为性努力。应对通过调整自身的价值系统、改变自己对挫折的认识和情绪反应，藉以减少精神痛苦，维护自尊心，求得内心的平衡。它受个体的认知评价、生活经历、个性特征及社会支持等诸多因素的影响。由于残疾后心理变化的特殊性，其相应的应对方式如表5–1所示。

表5–1　瘫痪患者特殊心理应对方式

应对方式	说　明
压抑	把意识中对立的或不能接受的冲动、欲望、想法、情感或痛苦经历，不知不觉地压抑到潜意识中去
退行	在适应困难的情况下，表现出心理年龄与生理年龄不相符合的表现，以不成熟、幼稚的行为方式应对现实
否认	拒不承认已经发生的挫折和不愉快情境，从根本上认为它从没有发生过，以避免心理上的不安和痛苦
投射	指个体将自己所不喜欢的、所不能接受的欲望冲动或感觉归于他人，以此来避免心理上的不安

续表

应对方式	说 明
补偿	为弥补生理上或心理上存在的某种缺陷,或所追求的理想、目标受到挫折时,转而努力发展或从事其他活动予以替代,以减轻心理上的不适感
转换	个体将陷于各种因素而不能释放的情绪反应转嫁给无事的人或物,以发泄内心的不满
合理化	以个体自己能接受的理由来解释自己不符合社会价值标准的行为或未达到所追求的目标
反向形成	将潜意识中的欲望、冲动、情感等,以截然相反的活动和行为表现出来,使个体行为更易被社会所接受
升华	把本能欲望导向那些比较崇高,为社会所接受的方向,以社会较可接受的形式表现出来
认同	指在潜意识中个体力图等同于某一对象,甚至以他人自居

实际上,在现实生活中,心理防御机制普遍存在于每一个人的心理活动中。家属和亲朋应主动与患者建立良好的沟通模式及固定的沟通渠道,平等交流,共同探讨家庭问题,增加患者的参与程度;帮助患者保持乐观的生活态度,在锻炼过程中,尽量多参与到社会活动中去。同时,家庭环境改造同样重要,对于瘫痪患者,要尽可能方便其居家行动,如安装各种扶手,对门槛、宽窄进行改造,增加居住面积等。

如何进行心理的调整对于瘫痪患者非常重要,相信大部分人都听说过张海迪的故事:张海迪5岁时患病,身体瘫痪了。她还能对社会有所贡献吗?张海迪用事实做了回答。她上不了学,就刻苦自学。无论是寒冬还是酷暑,她总是趴在桌上写啊、念啊,胸前都压出了一片血印。几十年来,她不但自学了中学的全部课程,还自学了英语、日语、德语和世界语。她刻苦学医,为别人治病。她买了医书、人体模型,在自己身上练习针灸,并向有经验的医生请教。就这样,她掌握了一些常见病的治疗方法,先后为1万多人看过病。她还关心、爱护小朋友,帮助失足青年⋯⋯身残志坚的张海迪力所能及地为社会作出了贡献。因此,即使有了身体残疾,只要肯坚持,努力摆正心态,也可以为家庭甚至社会献出一己之力。

全身瘫痪连舌肌都萎缩的霍金可以登物理学之巅峰,没有四肢的尼克可以四处演讲鼓舞世人,出差遇火车事故一度被判"脑死亡"的刘海若可以重回主持阵营……一个个鲜活的例子都在告诉我们：我们虽然身体残疾，但只要保持一颗强大的心，任何困难都不会阻挡我们对美好生活的追求！

第二节　健身与活动

由外伤或疾病造成的截瘫或四肢瘫，残存的能力强弱取决于脑损伤的位置及脊髓的损伤平面。我们需要综合应用现代和传统医学手段及社区所能利用的各种资源，充分调动患者残存的肢体和器官的功能，代偿所丧失的功能，减轻或消除功能障碍；帮助患者最大限度地恢复生活能力和劳动能力，提高生活质量，过一种接近正常或比较正常的生活，使他们能重返社会，达到"全面康复"。因此，我们需要帮助患者正确训练并教会家属训练方法，告知患者及家属训练要持之以恒，循序渐进，定期到康复站接受指导，或由康复师到家定期随访指导。

一、基础康复训练

1.四肢瘫患者坐起训练　见图5-1，图5-2。

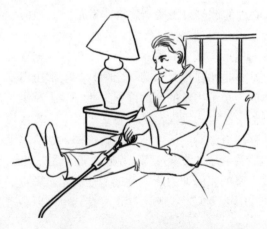

图5-1　利用床尾的绳梯坐起

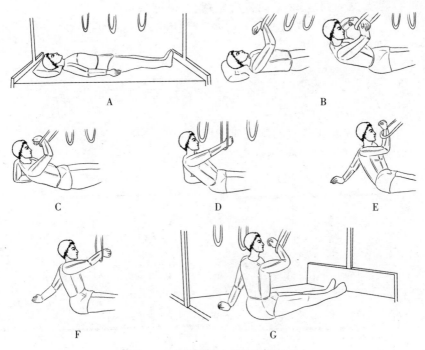

A　　　　　　　　B

C　　　　　　　D　　　　　　　E

F　　　　　　　G

图5-2　利用头上方的悬吊带坐起

2.转移训练　见图5-3。

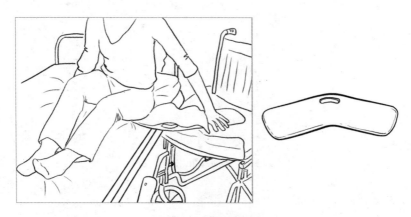

图5-3　利用滑板转移

3. 基本W/C技巧（后轮保持平衡）　见图5-4。

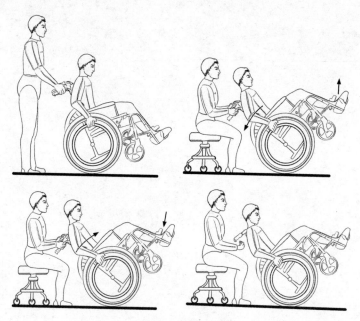

（1）在治疗师指导下练习

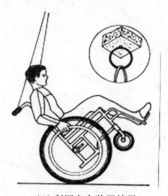

（2）利用安全装置练习

图5-4　基本W/C技巧

4. 步行训练　见图5-5。

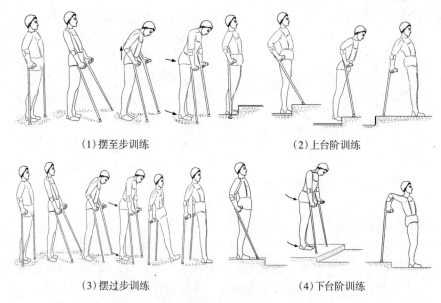

（1）摆至步训练 　　　　　　　　（2）上台阶训练

（3）摆过步训练 　　　　　　　　（4）下台阶训练

图5-5　步行训练

二、肌肉力量

通过以上的基础康复训练，瘫痪患者可以在日常生活中正确地进行活动和运动。瘫痪患者的肢体经过一段时间的锻炼后，已恢复到能主动运动时，应加强肌肉力量的练习，包括以下几点：

1. 上肢抗阻力练习　患者坐在靠背椅子上，在患肢前臂或手腕处绑沙袋做屈伸动作练习，重量由1kg开始，逐步增加。每10次屈伸动作为1组，两组之间休息3～5分钟。每日练习1～2次，每次练习反复进行3～5组。此外，还可采用强拉力器进行上肢屈伸练习。见图5-6。

2. 下肢抗阻力练习　患者坐在靠背椅子上，将患肢的踝处或小腿处绑上0.5kg重沙袋，做小腿上抬练习，以后逐步增加到5kg，其目的在于增强患肢大腿股四头肌的力量。小腿上抬10次为1组，组间休息

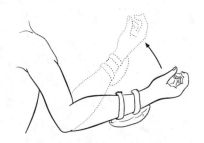

图5-6　上肢抗阻力练习

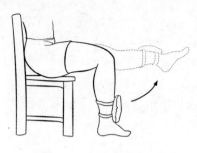

图5-7 下肢抗阻力练习

3～5分钟。每日练习1～2次，每次可连续进行3～5组练习。见图5-7。

3. 瘫痪患者身体素质的全面锻炼

通过以上各种身体锻炼后，可加强改变空间位置的各种练习，如平衡运动、低头、弯腰、快走、慢跑、骑自行车、各种球类活动、广播体操、武术等。每日1～2次，每次20～40分钟。

温馨提示

◇ 偏瘫患者的练习，首先要注意安全。开始时一定要有人保护，以免发生意外。要严格控制运动量，不能突然增加心血管系统的负担。要循序渐进，建立信心，有恒心，才能取得满意的疗效。要经常检查血压、心电图等，定期复查身体，及时得到医生的指导。

◇ 同样，网上也有许多瘫痪患者康复后健身并获得很好效果的例子，在此不一一赘述，患者朋友们可以自行搜索查看，借此获得高质量生活的信心。

第三节　瘫痪患者就业

在坚持康复训练的同时，瘫痪患者也可以积极地寻找适合自己的工作，既可以丰富患病后的生活，又可以减轻家庭的经济负担。现今网络发展突飞猛进，如果出门不便，可以利用网络资源作为自己的坚强后盾，如加入一些病友微信群，交流康复心得，相互搀扶鼓励。同时，也要积极地回归社会，例如残疾人就业促进网（www.cjrjob.cn）就为残障人士提供了专门的就业信息，而且网站上还有许多板块是介绍残障人士自强自立的事迹，多加了解可以增强瘫痪患者的信心。

同时，了解就业相关的权利和义务是瘫痪患者就业的前提，《残疾人就业条例》参见附。

由于自身肢体残疾的限制，瘫痪患者可以多考虑在家就业或从事非体力劳动性质的工作，如利用互联网的工作，利用电视、电台或其他媒体的工作，亦或是力所能及的手工劳作等。

有一个著名的故事，1995年12月8日，让·多米尼克·鲍比（马修·阿马立克饰）由于突发性血管疾病陷入深度昏迷，身体功能遭到严重损坏。他不能活动身体，不能说话，不能自主呼吸。在他几乎完全丧失运动功能的躯体上，只有一只眼睛可以活动，这只眼睛是他清醒的意识与这个世界唯一的联系工具。他还用这只眼睛"写"了一本书，就是《潜水钟和蝴蝶》，后来还拍成了电影。

瘫痪患者可以通过就业获取知识和收入，进而回归社会，完成自我价值的实现！

第四节 瘫痪患者婚姻与生育

瘫痪是不属于《婚姻法》里"医学上认为不应当结婚的疾病"的。什么是"医学上认为不应当结婚的疾病"，《婚姻法》没有明确规定。《母婴保健法》规定，男女在结婚登记时，应当持有婚前医学检查证明或医学鉴定证明。婚前医学检查包括严重遗传性疾病、指定传染病和有关精神病三类疾病的检查（摘自《中华人民共和国婚姻法释义》），并不包含瘫痪患者。

关于瘫痪患者生育方面，一般女性患者是能够正常受孕的，并且可以选择剖宫产的方式进行生产。对于男性患者来说，根据脊髓损伤平面的不同决定性功能是否受影响，如果不受影响且精子质量没问题，则可正常生育；如果损伤平面较低，累及勃起功能，则可利用人工授精等辅助手段协助孕育。简单来说，只要精子和卵子没问题，生育宝宝一般是不受瘫痪所影响的。

美国佐治亚州的杰奎17岁时在游泳池发生意外导致脖子以下瘫痪。但经过不懈努力，杰奎终于在婚礼上站了起来，亲自走到了新郎身边。此前，医生说她还能再站立走路的可能性很低。杰奎在订婚之后，由于不想坐在轮椅上结婚，便开始进行康复治疗。虽然治疗非常枯燥，但她还是坚持了下来，婚礼献舞惊艳全场。

瘫痪患者要真正回归社会，就有获得婚姻和生育的权利，祝愿所有瘫痪患者都能拥有幸福美满的生活！

附 《残疾人就业条例》

第一章 总 则

第一条 为了促进残疾人就业，保障残疾人的劳动权利，根据《中华人民共和国残疾人保障法》和其他有关法律，制定本条例。

第二条 国家对残疾人就业实行集中就业与分散就业相结合的方针，促进残疾人就业。

县级以上人民政府应当将残疾人就业纳入国民经济和社会发展规划，并制定优惠政策和具体扶持保护措施，为残疾人就业创造条件。

第三条 机关、团体、企业、事业单位和民办非企业单位（以下统称用人单位）应当依照有关法律、本条例和其他有关行政法规的规定，履行扶持残疾人就业的责任和义务。

第四条 国家鼓励社会组织和个人通过多种渠道、多种形式，帮助、支持残疾人就业，鼓励残疾人通过应聘等多种形式就业。禁止在就业中歧视残疾人。

残疾人应当提高自身素质，增强就业能力。

第五条 各级人民政府应当加强对残疾人就业工作的统筹规划，综合协调。县级以上人民政府负责残疾人工作的机构，负责组织、协调、指导、督促有关部门做好残疾人就业工作。

县级以上人民政府劳动保障、民政等有关部门在各自的职责范围内，做好残疾人就业工作。

第六条 中国残疾人联合会及其地方组织依照法律、法规或者接受政府委托，负责残疾人就业工作的具体组织实施与监督。

工会、共产主义青年团、妇女联合会，应当在各自的工作范围内，做好残疾人就业工作。

第七条 各级人民政府对在残疾人就业工作中做出显著成绩的单位和个人，给予表彰和奖励。

第二章 用人单位的责任

第八条 用人单位应当按照一定比例安排残疾人就业，并为其提供适当的工种、岗位。

用人单位安排残疾人就业的比例不得低于本单位在职职工总数的1.5%。具体比例由省、自治区、直辖市人民政府根据本地区的实际情况规定。

用人单位跨地区招用残疾人的，应当计入所安排的残疾人职工人数之内。

第九条 用人单位安排残疾人就业达不到其所在地省、自治区、直辖市人民政府规定比例的，应当缴纳残疾人就业保障金。

第十条 政府和社会依法兴办的残疾人福利企业、盲人按摩机构和其他福利性单位（以下统称集中使用残疾人的用人单位），应当集中安排残疾人就业。

集中使用残疾人的用人单位的资格认定，按照国家有关规定执行。

第十一条 集中使用残疾人的用人单位中从事全日制工作的残疾人职工，应当占本单位在职职工总数的25%以上。

第十二条 用人单位招用残疾人职工，应当依法与其签订劳动合同或者服务协议。

第十三条 用人单位应当为残疾人职工提供适合其身体状况的劳动条件和劳动保护，不得在晋职、晋级、评定职称、报酬、社会保险、生活福利等方面歧视残疾人职工。

第十四条 用人单位应当根据本单位残疾人职工的实际情况，对残疾人职工进行上岗、在岗、转岗等培训。

第三章 保障措施

第十五条 县级以上人民政府应当采取措施，拓宽残疾人就业渠道，开发适合残疾人就业的公益性岗位，保障残疾人就业。

县级以上地方人民政府发展社区服务事业，应当优先考虑残疾人就业。

第十六条 依法征收的残疾人就业保障金应当纳入财政预算，专项用于残疾人职业培训以及为残疾人提供就业服务和就业援助，任何组织或者个人不得贪污、挪用、截留或者私分。残疾人就业保障金征收、使用、管理的具体办法，由国务院财政部门会同国务院有关部门规定。

财政部门和审计机关应当依法加强对残疾人就业保障金使用情况的监督检查。

第十七条　国家对集中使用残疾人的用人单位依法给予税收优惠，并在生产、经营、技术、资金、物资、场地使用等方面给予扶持。

第十八条　县级以上地方人民政府及其有关部门应当确定适合残疾人生产、经营的产品、项目，优先安排集中使用残疾人的用人单位生产或者经营，并根据集中使用残疾人的用人单位的生产特点确定某些产品由其专产。

政府采购，在同等条件下，应当优先购买集中使用残疾人的用人单位的产品或者服务。

第十九条　国家鼓励扶持残疾人自主择业、自主创业。对残疾人从事个体经营的，应当依法给予税收优惠，有关部门应当在经营场地等方面给予照顾，并按照规定免收管理类、登记类和证照类的行政事业性收费。

国家对自主择业、自主创业的残疾人在一定期限内给予小额信贷等扶持。

第二十条　地方各级人民政府应当多方面筹集资金，组织和扶持农村残疾人从事种植业、养殖业、手工业和其他形式的生产劳动。

有关部门对从事农业生产劳动的农村残疾人，应当在生产服务、技术指导、农用物资供应、农副产品收购和信贷等方面给予帮助。

第四章　就业服务

第二十一条　各级人民政府和有关部门应当为就业困难的残疾人提供有针对性的就业援助服务，鼓励和扶持职业培训机构为残疾人提供职业培训，并组织残疾人定期开展职业技能竞赛。

第二十二条　中国残疾人联合会及其地方组织所属的残疾人就业服务机构应当免费为残疾人就业提供下列服务：

（一）发布残疾人就业信息；

（二）组织开展残疾人职业培训；

（三）为残疾人提供职业心理咨询、职业适应评估、职业康复训练、求职定向指导、职业介绍等服务；

（四）为残疾人自主择业提供必要的帮助；

（五）为用人单位安排残疾人就业提供必要的支持。

国家鼓励其他就业服务机构为残疾人就业提供免费服务。

第二十三条　受劳动保障部门的委托，残疾人就业服务机构可以进行残疾人失业登记、残疾人就业与失业统计；经所在地劳动保障部门批准，残疾人就业服务机构还可以进行残疾人职业技能鉴定。

第二十四条　残疾人职工与用人单位发生争议的，当地法律援助机构应当依法为其提供法律援助，各级残疾人联合会应当给予支持和帮助。

第五章　法律责任

第二十五条　违反本条例规定，有关行政主管部门及其工作人员滥用职权、玩忽职守、徇私舞弊，构成犯罪的，依法追究刑事责任；尚不构成犯罪的，依法给予处分。

第二十六条　违反本条例规定，贪污、挪用、截留、私分残疾人就业保障金，构成犯罪的，依法追究刑事责任；尚不构成犯罪的，对有关责任单位、直接负责的主管人员和其他直接责任人员依法给予处分或者处罚。

第二十七条　违反本条例规定，用人单位未按照规定缴纳残疾人就业保障金的，由财政部门给予警告，责令限期缴纳；逾期仍不缴纳的，除补缴欠缴数额外，还应当自欠缴之日起，按日加收5‰的滞纳金。

第二十八条　违反本条例规定，用人单位弄虚作假，虚报安排残疾人就业人数，骗取集中使用残疾人的用人单位享受的税收优惠待遇的，由税务机关依法处理。

第六章　附　则

第二十九条　本条例所称残疾人就业，是指符合法定就业年龄有就业要求的残疾人从事有报酬的劳动。

第三十条　本条例自2007年5月1日起施行。

参考文献

[1] 朱家恺, 黄洁夫, 陈积圣.外科学辞典［M］.北京: 北京科学技术出版社, 2003.

[2] 何俊, 李浒, 常振森.实用脑血管病学［M］.海口: 南海出版公司, 2008.

[3] 吴承远, 刘玉光.临床神经外科学［M］.北京: 人民卫生出版社, 2001.

[4] 王忠诚.王忠诚神经外科学［M］.武汉: 湖北科学技术出版社, 1998.

[5] 李建民, 孙玉倩.外科护理学［M］.北京: 清华大学出版社, 2014.

[6] 许长春.神经内科常见病诊疗学［M］.北京: 世界图书出版公司, 2013.

[7] 赵钢.病人的十万个为什么: 神经内科［M］.西安: 第四军医大学出版社, 2014.

[8] 贾连顺.现代脊柱外科学［M］.北京: 人民军医出版社, 2007.

[9] 赵定麟.脊柱外科学［M］.上海: 上海科学技术文献出版社, 1996.

[10] 沈霞.神经病学［M］.南京: 江苏科学技术出版社, 2013.

[11] 陈秀洁, 李晓捷.小儿脑性瘫痪的神经发育学治疗法［M］.郑州: 河南科学技术出版社, 2004.

[12] 卢庆春.脑性瘫痪的现代诊断与治疗［M］.北京: 华夏出版社, 2001.

[13] 吕传真, 周良辅.实用神经病学［M］.上海: 上海科学技术出版社, 2014.

[14] 钟善全, 叶军.神经病学［M］.北京: 中国医药科技出版社, 2014.

[15] 贝政平.儿科疾病诊断标准［M］.北京: 科学出版社, 2007.

[16] 蒋玉麟, 潘家华, 吴圣梅.现代实用儿科诊疗指南［M］.合肥: 安徽科学技术出版社, 2007.

[17] 吴升华.儿科治疗指南［M］.南京: 江苏科学技术出版社, 2012.

[18] 赵浩, 杨春燕, 王敏臣, 等.内科急症临床诊治［M］.北京: 世界图书出版公司, 2013.

[19]　姜瑞春.神经系统疾病的诊疗与护理 [M].青岛: 中国海洋大学出版社, 2010.

[20]　陈安民, 李锋.骨科疾病诊疗指南 [M].北京: 科学出版社, 2005.

[21]　万桃香.外科学 [M].北京: 中国科学技术出版社, 2007.

[22]　肖绍平.新编外科学 [M].北京: 军事医学科学出版社, 2007.

[23]　孟昭泉, 孟靓靓.新编临床急救手册 [M].北京: 中国中医药出版社, 2014.

[24]　朱珊珊, 汪军民.常见疾病康复治疗图解 [M].武汉: 湖北科学技术出版社, 2001.

[25]　徐小元, 祁伟.传染病学 [M].北京: 北京大学医学出版社, 2014.

[26]　聂莉.康复护理学 [M].合肥: 江西科学技术出版社, 2008.

[27]　宿英英.神经系统急危重症监护与治疗 [M].北京: 人民卫生出版社, 2005.

[28]　田英然, 万琪, 杜芳, 等.神经科瘫痪患者下肢深静脉血栓形成的危险因素及预防 [C].中国康复医学会全国脑血管病康复学术会议, 2005.

[29]　田英然, 方元.临床实用介入专科护理手册 [M].长沙: 湖南科学技术出版社, 2014.

[30]　林世德, 钱淑琴, 张云昌, 等.脊髓损伤后痉挛的评估与临床进展 [J].中国矫形外科杂志, 2008, 16 (6): 435-437.

[31]　黄杰, 黄晓琳, 陈勇, 等.康复治疗对脊髓损伤患者功能恢复的影响 [J].中华物理医学与康复杂志, 2003, 25 (11): 679-682.

[32]　张琦.临床运动疗法学 [M].第2版.北京: 华夏出版社, 2014.

[33]　邢本香, 李贻能.临床康复学 [M].上海: 复旦大学出版社, 2009.

[34]　张介眉, 陈国华.脑卒中康复指南 [M].北京: 中国医药科技出版社, 2006.

[35]　何静洁, 冯洪.脑血管病康复知识问答 [M].北京: 中国社会出版社, 2011.

[36]　金凤英, 刘凤英, 赵菊芳, 等.瘫痪患者护理120问 [M].北京: 金盾出版社, 1995.

[37]　于志远.老年神经内科常见病防治指南 [M].北京: 人民卫生出版社, 2000.

[38] （德）Mark S.Greenberg.神经外科手册［M］.第5版.赵继宗，译.济南：山东科学技术出版社，2004.

[39] 王建芬.急性脑卒中患者瘫痪肢体的早期康复护理［J］.护理研究，2003，17（4B）：448.

[40] 刘秀峰.瘫痪肢体早期被动锻炼对脑梗塞患者活动功能的影响［J］.中国中医药杂志，2006（6）：185.

[41] 槐雅萍，王中立.截瘫四肢瘫康复图册［M］.石家庄：河北科学技术出版社，2008.

[42] 栾颖，姜玉英，王红蕾.教会患者有效咳嗽咳痰方法及护理［J］.航空航天医药，2004，15（3）：175-176.

[43] 恽晓平.康复疗法评定学［M］.第2版.北京：华夏出版社，2014.

[44] 杨艳玲，杨信才，王彦.康复护理学［M］.北京：北京大学医学出版社，2007.

[45] 林兴凤，王晓云.实用专科护理操作技术指南［M］.济南：山东科学技术出版社，2009.

[46] 成风台.脑卒中康复指南［M］.太原：山西科学技术出版社，2007.

[47] 朱红华.康复护理［M］.北京：人民卫生出版社，2015.

[48] 王茂斌.脑卒中的康复医疗［M］.北京：中国科学技术出版社，2006.

[49] 石凤英.康复护理学［M］.北京：人民卫生出版社，2006.

[50] 南登崑.康复医学［M］.北京：人民卫生出版社，2013.

[51] 兰勇，雷蕾，陈洪波.膀胱功能训练在脊柱损伤后神经源性膀胱中的应用［J］.中国实用神经疾病杂志，2015，18（7）：123-124.

[52] 李景兴，张鸿，匡静芝，等.针灸治疗脊髓损伤后尿潴留的选穴规律探讨［J］.辽宁中医药大学学报，2013，15（5）：94-96.

[53] 陈宇珂，吴士良.间歇自家导尿在神经源性膀胱中的应用［J］.临床外科杂志，2016，24（2）：89-91.

[54] 林梅珍.脊髓损伤后神经源性膀胱的康复护理进展［J］.中国医学创新，2016，13（9）：125-147.

[55] 蔡华安，段晓明，文体端，等.实用康复疗法技术学［M］.北京：科学技术文献出版社，2010.

[56] 陈燕，黄东锋，岑展芬.脊髓损伤后大便失禁的康复训练［J］.中国

康复医学杂志, 2000, 15(3): 63-164.

[57] 姚大力.小康家庭保健诊疗手册[M].北京: 中国医药科技出版社, 2005.

[58] 周建新.神经外科重症监测与治疗[M].北京: 人民卫生出版社, 2013.

[59] 乔志恒, 范维铭.物理治疗学全书[M].北京: 科学技术文献出版社, 2001.

[60] 唐方.中医学[M].北京: 北京大学医学出版社, 2003.

[61] 燕铁斌.康复护理学[M].北京: 人民卫生出版社, 2012.

[62] Grodon PH. Amyotrophic lateral sclerosis: an update for 2013 clinical features, pathophysiology, management and therapeutic trials [J]. Aging Dis, 2013, 4(5): 295-310.

[63] Kros J, De Greve K, Van Tilborg A, et al. NF2 status of meningiomas is associated with tumor localization and histology [J]. J Pathol, 2001, 194(3): 367-372.

[64] Chen AF, Samy RN, Gantz BJ. Cerebellopontine angle tumor composed of Schwann and meningeal proliferations [J]. Arch Otolaryngol Head Neck Surg, 2001, 127(11): 1385-1389.

[65] Nyquist P, Bautista C, Jichici D, et al. Prophylaxis of venous thrombosis in neurocritical care patients: an evidence-based guideline: a statement for healthcare professionals from the Neurocritical Care Society[J]. Neurocrit Care, 2016, 24(1): 47.